"Lass uns doch mal treffen und kein Bier trinken."

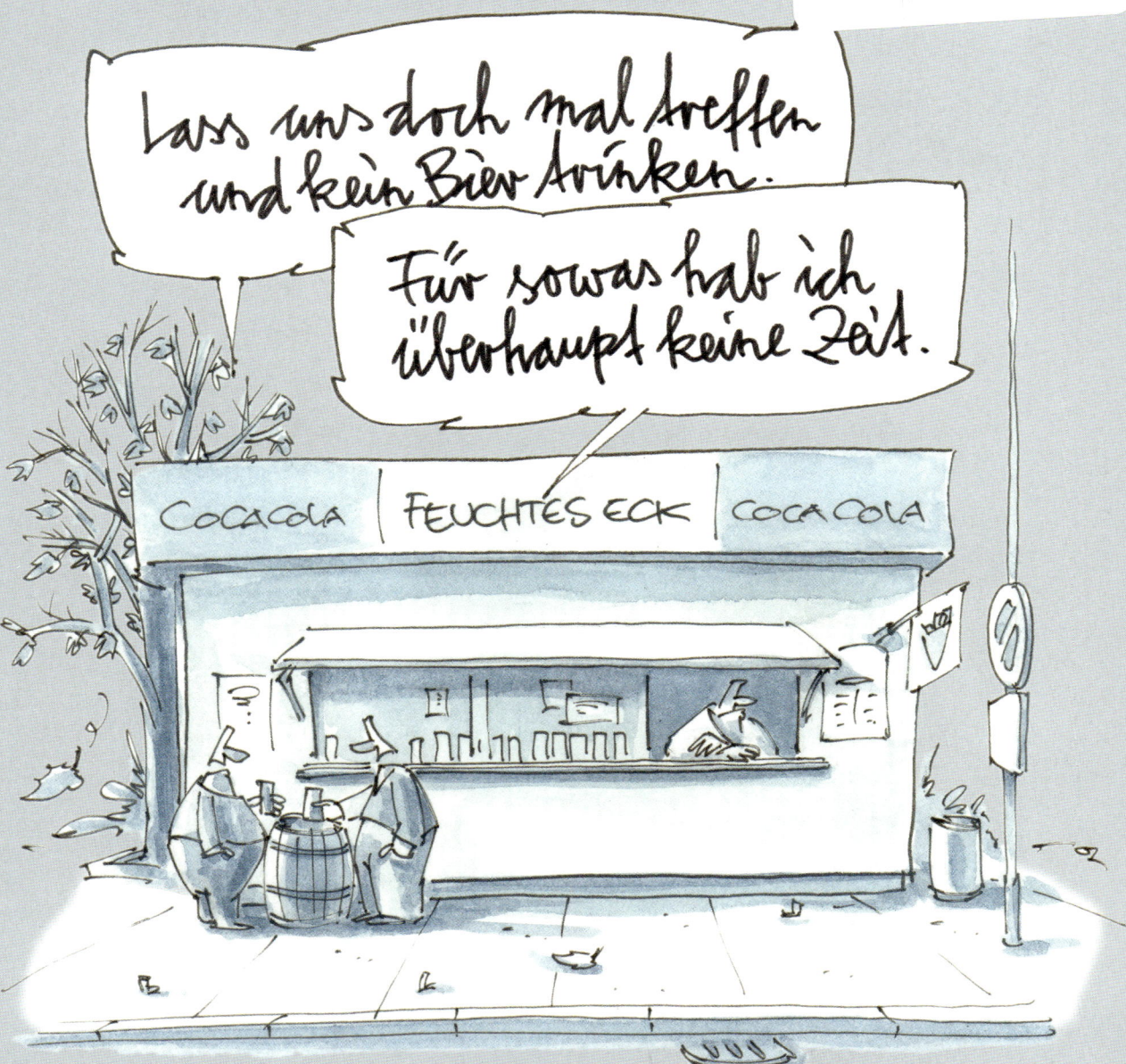

"Für sowas hab ich überhaupt keine Zeit."

„Bei dem Wetter jagt man doch kein Hund auf die Strasse."

„Hab ick jesagt, du sollst den Hund mitnehm'?"

ÖL

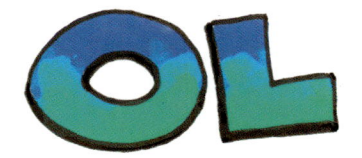

Gegen Aspirin hilft Trinken

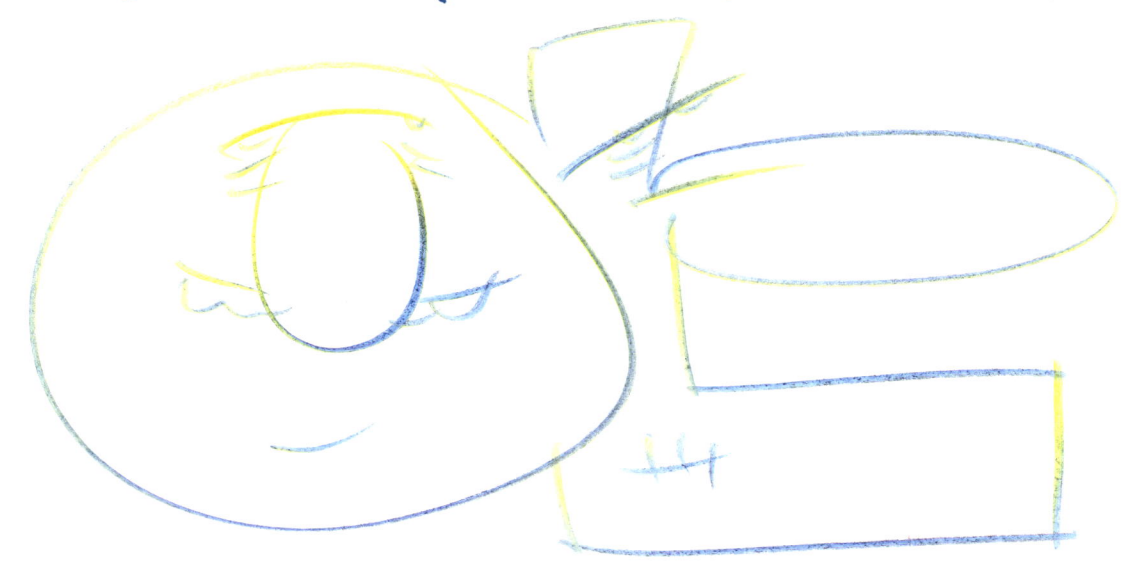

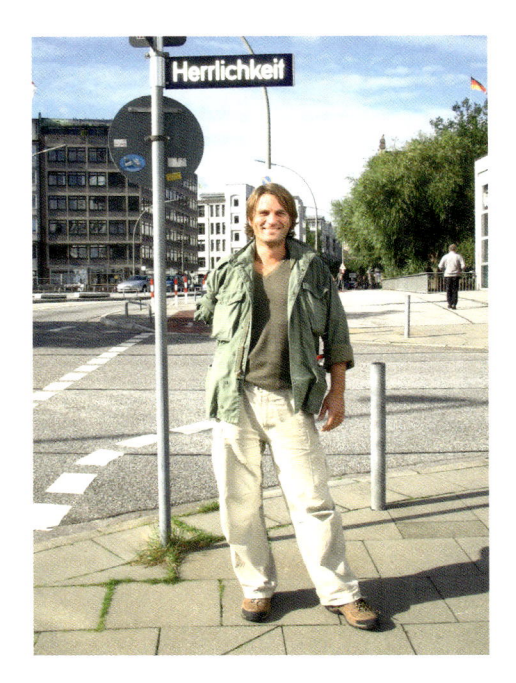

OL. Geboren 1965 in Berlin. Lebt in Berlin. Arbeitet in Berlin. Verreist gern. Er zeichnet seit 1990 für verschiedene Zeitungen und Zeitschriften, unter anderem für DIE ZEIT, DER TAGESSPIEGEL, BÖRSENBLATT, ZITTY, TIP, TITANIC, KOWALSKI und JUNGLE WORLD. Seine Strips erscheinen seit 1997 wöchentlich im Wochenendmagazin der BERLINER ZEITUNG. Von OL sind mehrere Bücher erschienen.

www.ol-cartoon.de

© 2009 Lappan Verlag GmbH, Oldenburg
Postfach 3407 · 26024 Oldenburg

www.lappan.de

Gesamtherstellung:
Offizin Andersen Nexö Leipzig GmbH
Printed in Germany

ISBN 978-3-8303-3234-3

Der Lappan Verlag ist ein Unternehmen der Verlagsgruppe Ueberreuter, Wien.

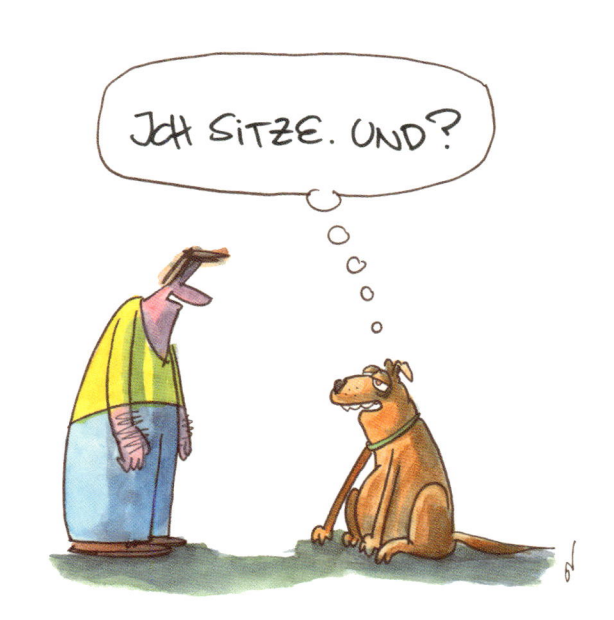

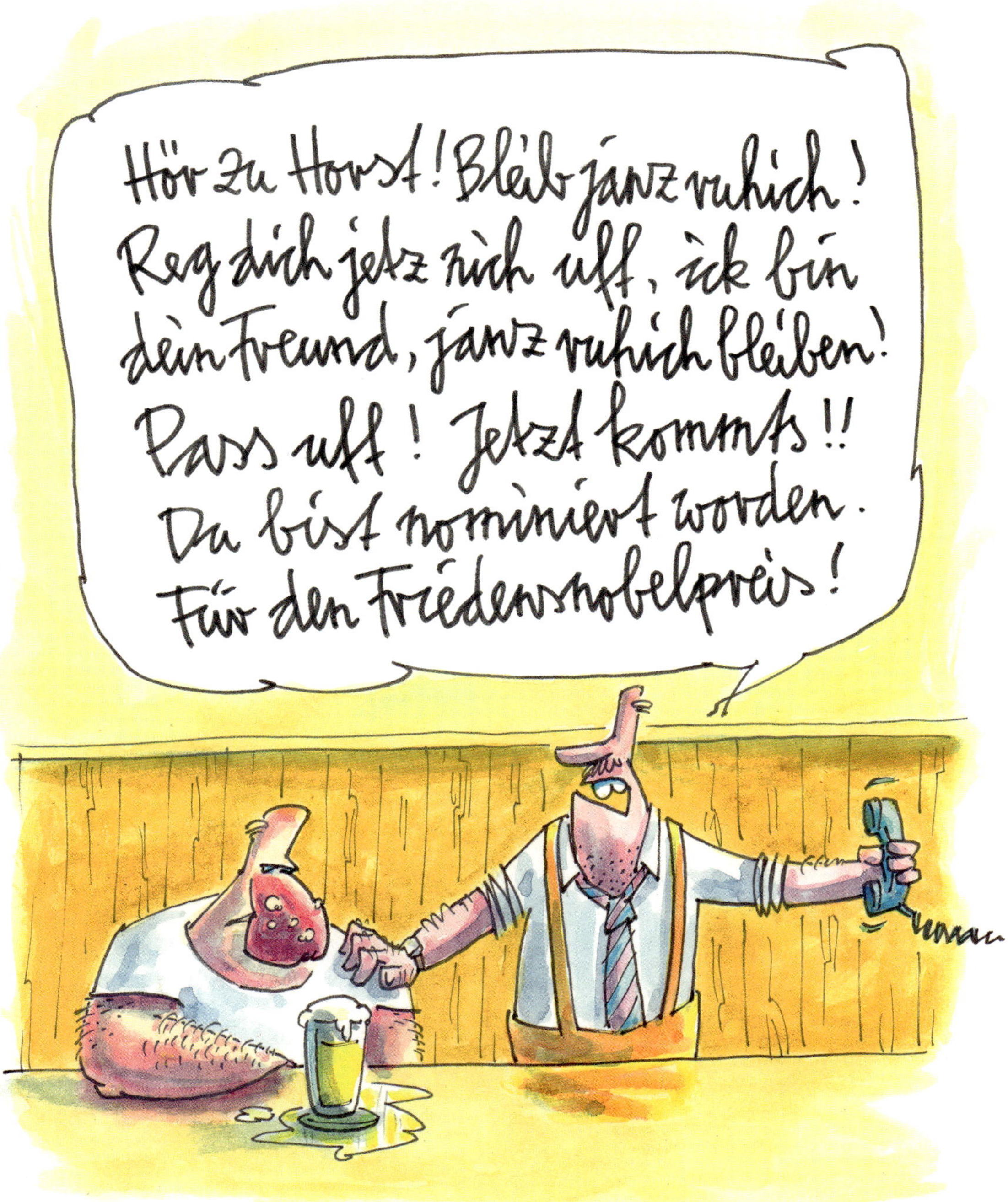
Hör zu Horst! Bleib janz ruhich! Reg dich jetz nich uff, ick bin dein Freund, janz ruhich bleiben! Pass uff! Jetzt kommts!! Du bist nominiert worden. Für den Friedensnobelpreis!

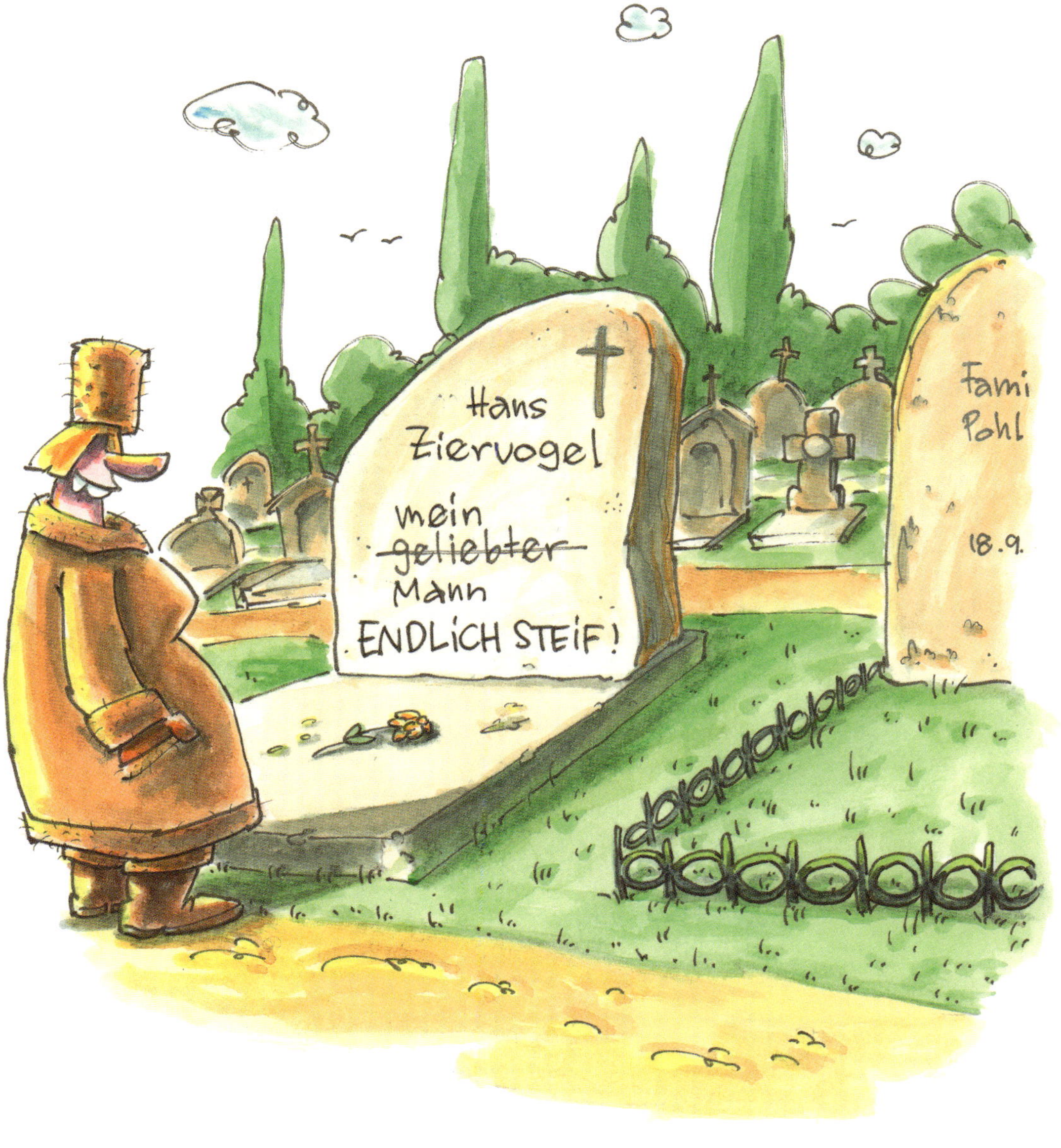
Hans
Ziervogel
mein
geliebter
Mann
ENDLICH STEIF!
Fami
Pohl
18.9.

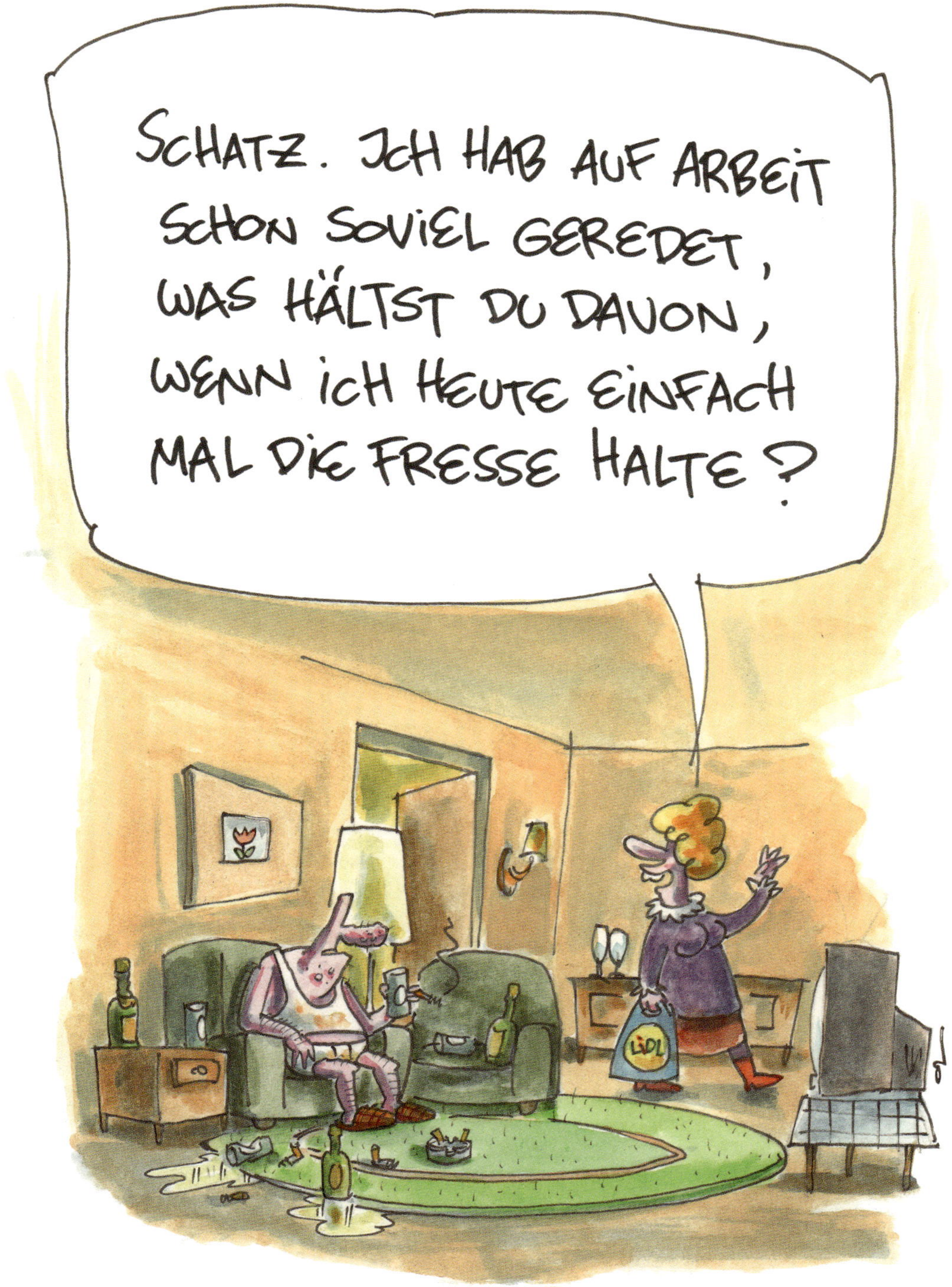
SCHATZ. ICH HAB AUF ARBEIT SCHON SOVIEL GEREDET, WAS HÄLTST DU DAVON, WENN ICH HEUTE EINFACH MAL DIE FRESSE HALTE?
LIDL

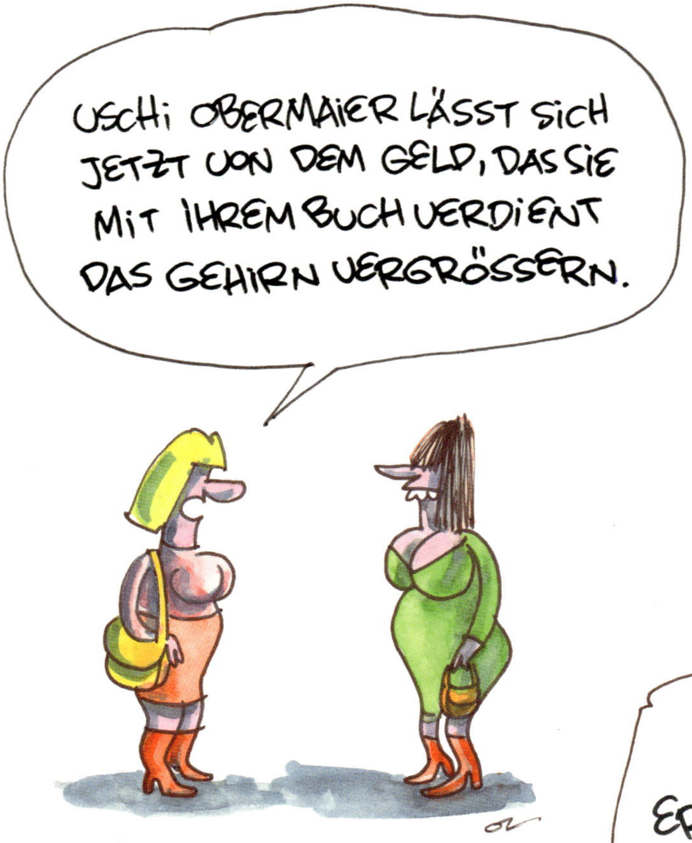
USCHI OBERMAIER LÄSST SICH JETZT VON DEM GELD, DAS SIE MIT IHREM BUCH VERDIENT DAS GEHIRN VERGRÖSSERN.

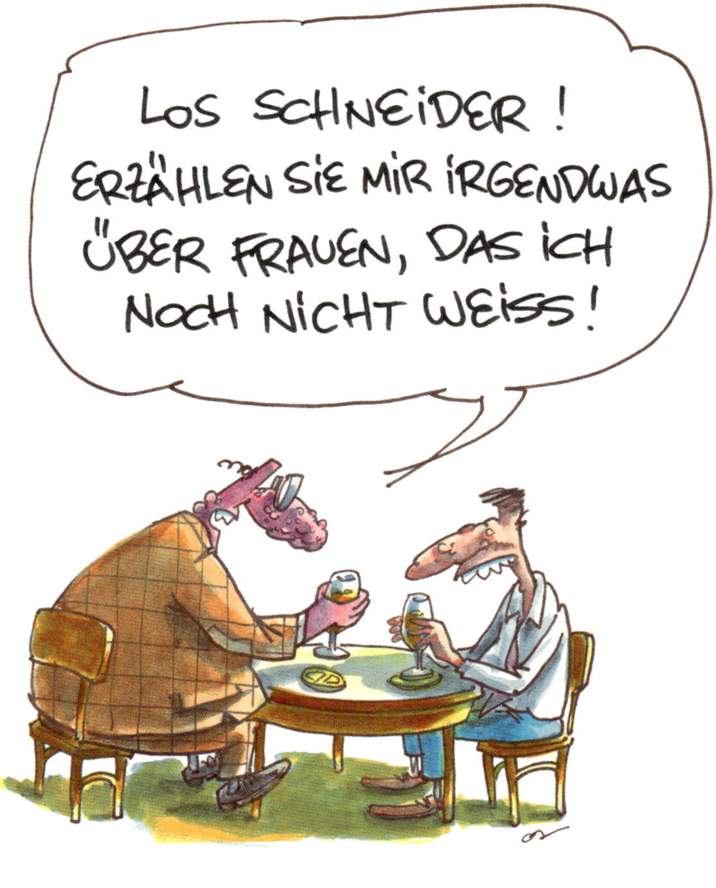
LOS SCHNEIDER! ERZÄHLEN SIE MIR IRGENDWAS ÜBER FRAUEN, DAS ICH NOCH NICHT WEISS!

– Papa sagt ich komme vom Klapperstorch.

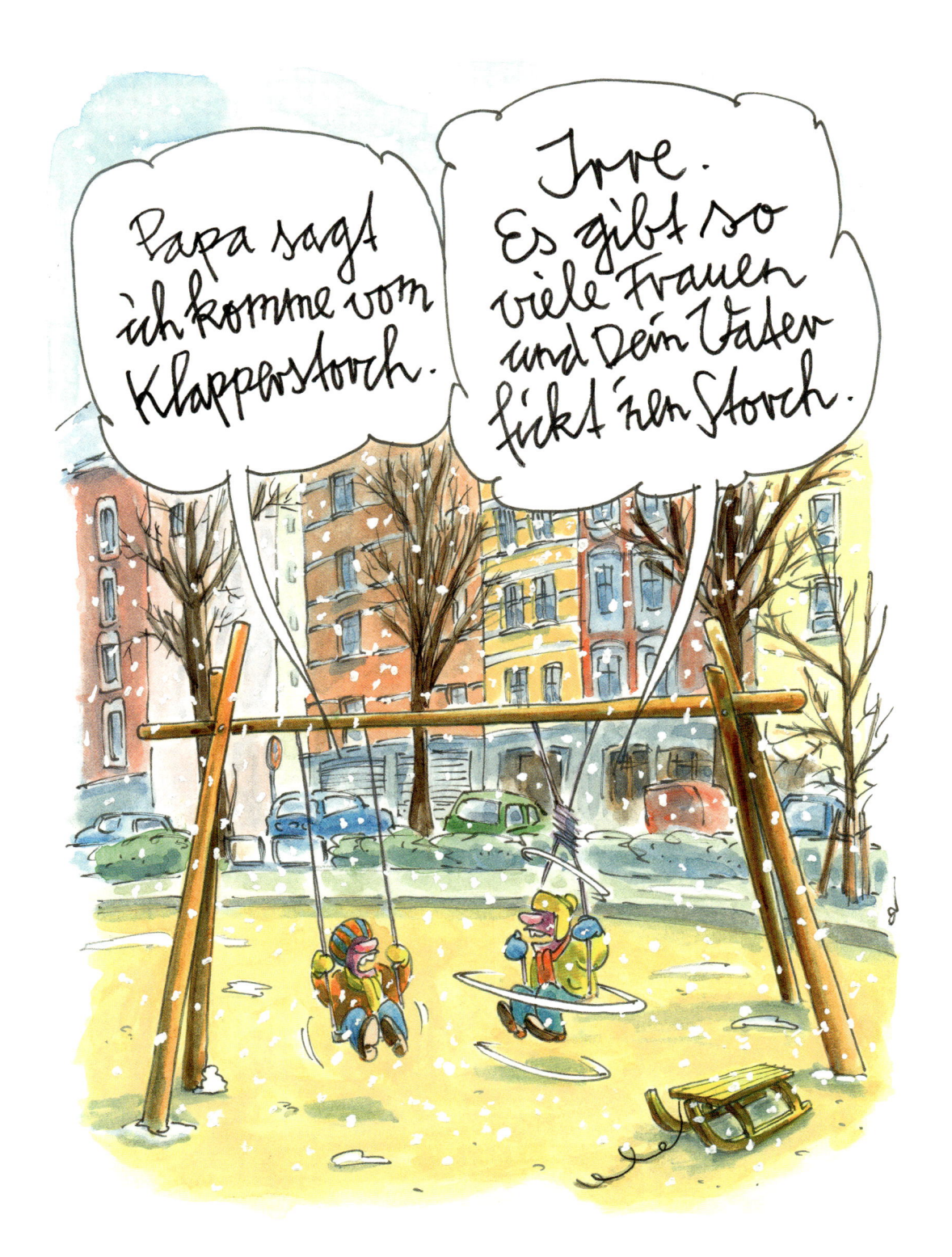

– Irre. Es gibt so viele Frauen und Dein Vater fickt 'nen Storch.

"Ich bin jetzt 22 und seit einem Jahr an der Börse, aber so eine Krise hab ich ja noch nie erlebt."

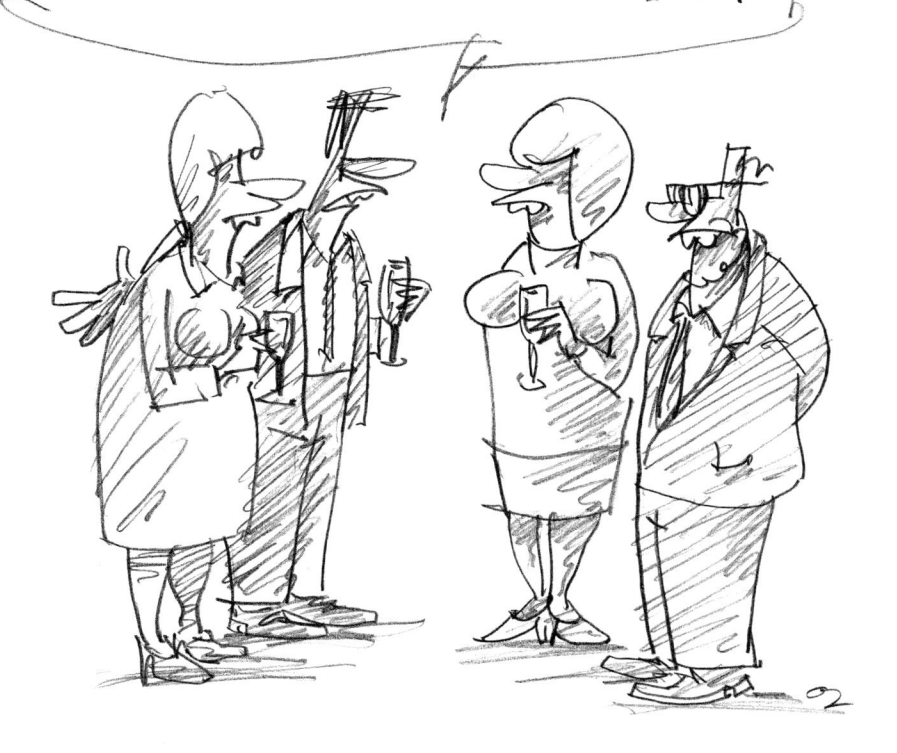

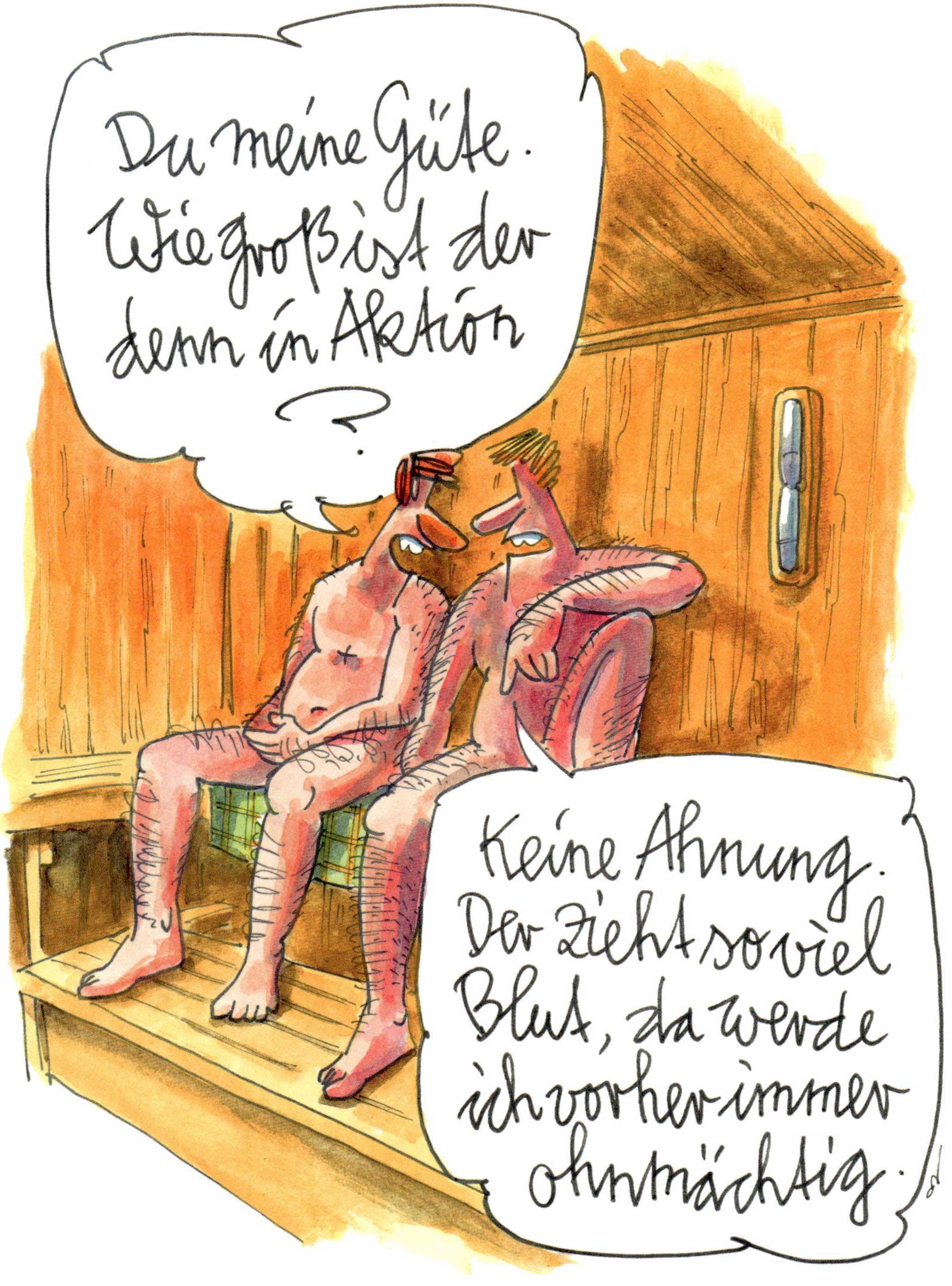
Du meine Güte. Wie groß ist der denn in Aktion?
Keine Ahnung. Der zieht so viel Blut, da werde ich vorher immer ohnmächtig.

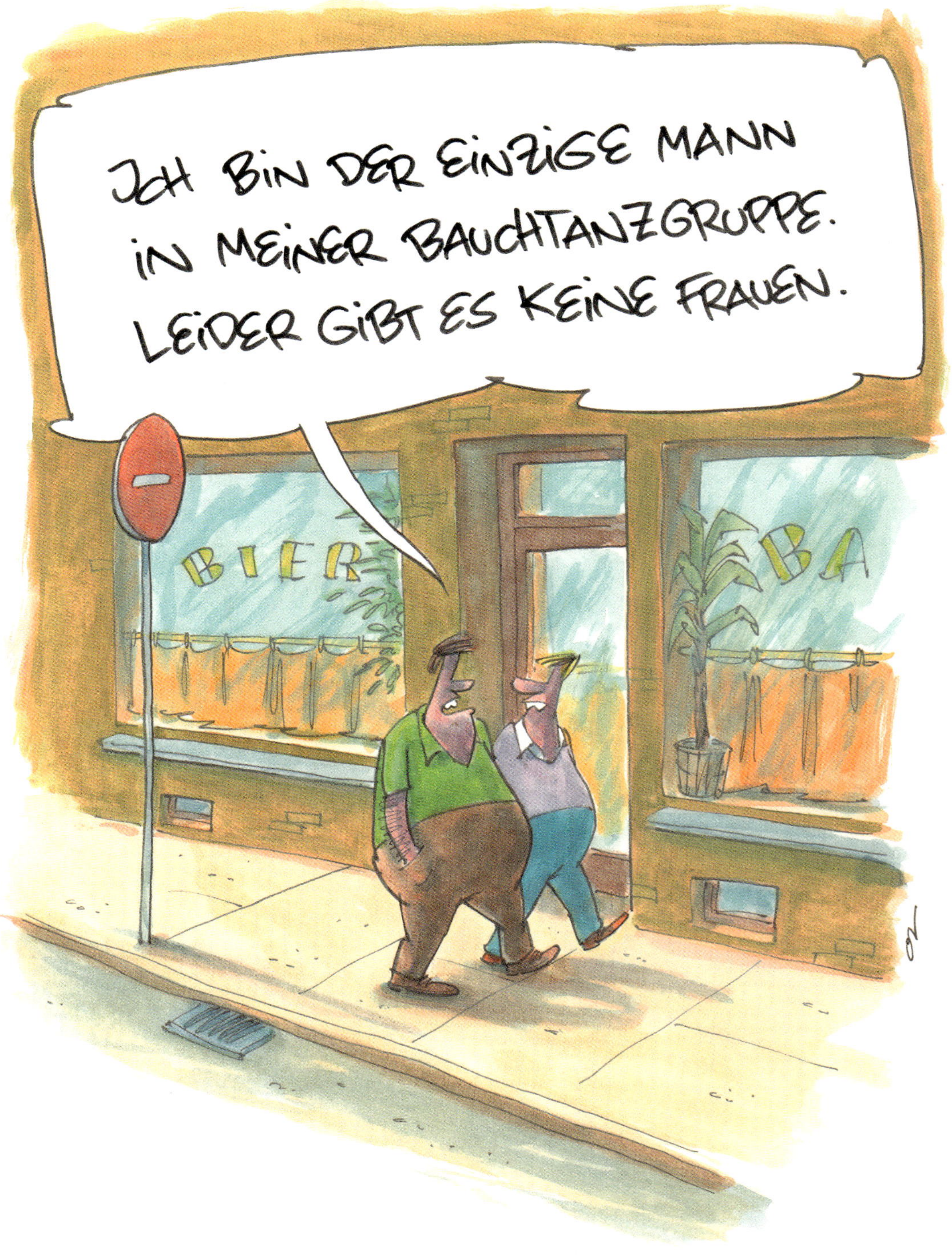
Ich bin der einzige Mann in meiner Bauchtanzgruppe. Leider gibt es keine Frauen.
BIER
BA

> Menschlich ist er ein Schwein, aber als Chef ganz ok – ich darf bei der Hitze nackt zur Arbeit kommen.

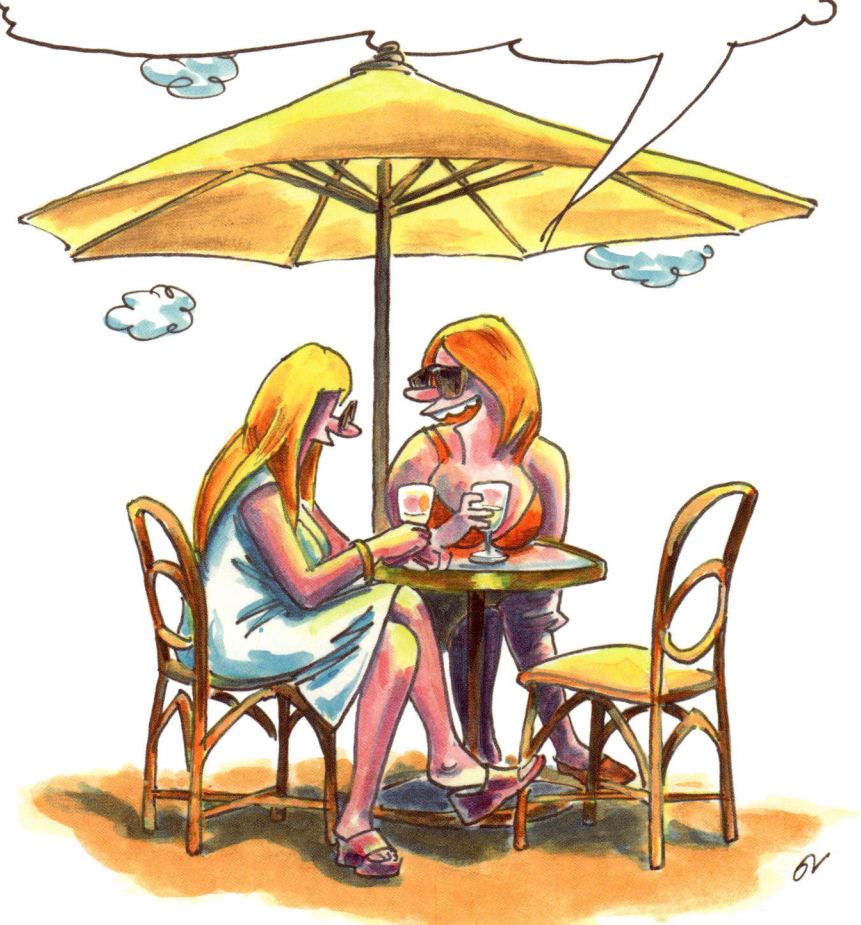

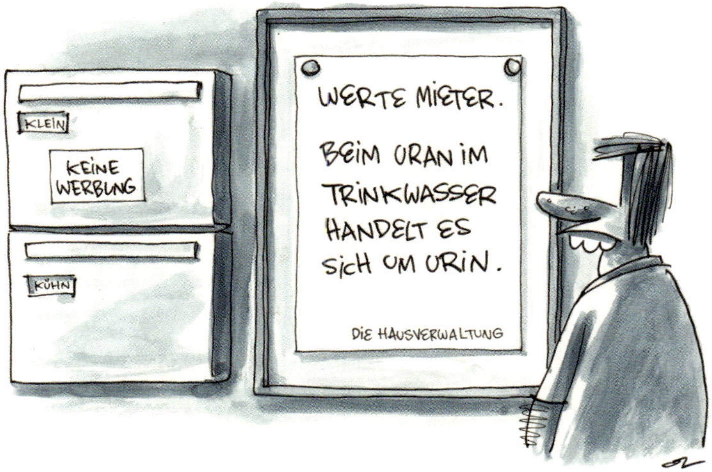
KLEIN
KEINE WERBUNG
KÜHN
WERTE MIETER.
BEIM URAN IM TRINKWASSER HANDELT ES SICH UM URIN.
DIE HAUSVERWALTUNG

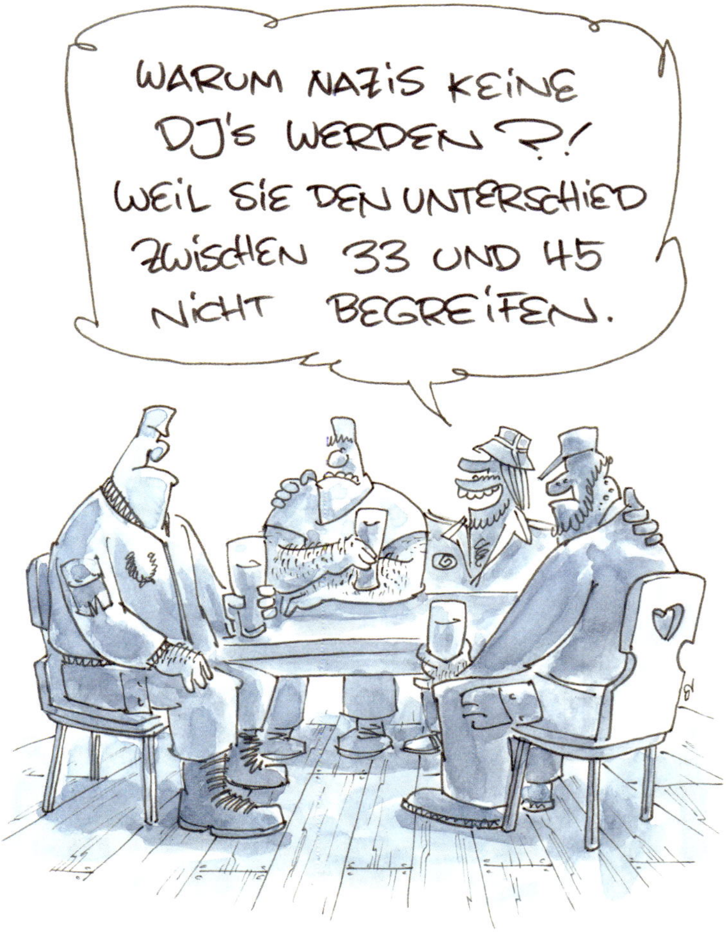
WARUM NAZIS KEINE DJ'S WERDEN?! WEIL SIE DEN UNTERSCHIED ZWISCHEN 33 UND 45 NICHT BEGREIFEN.

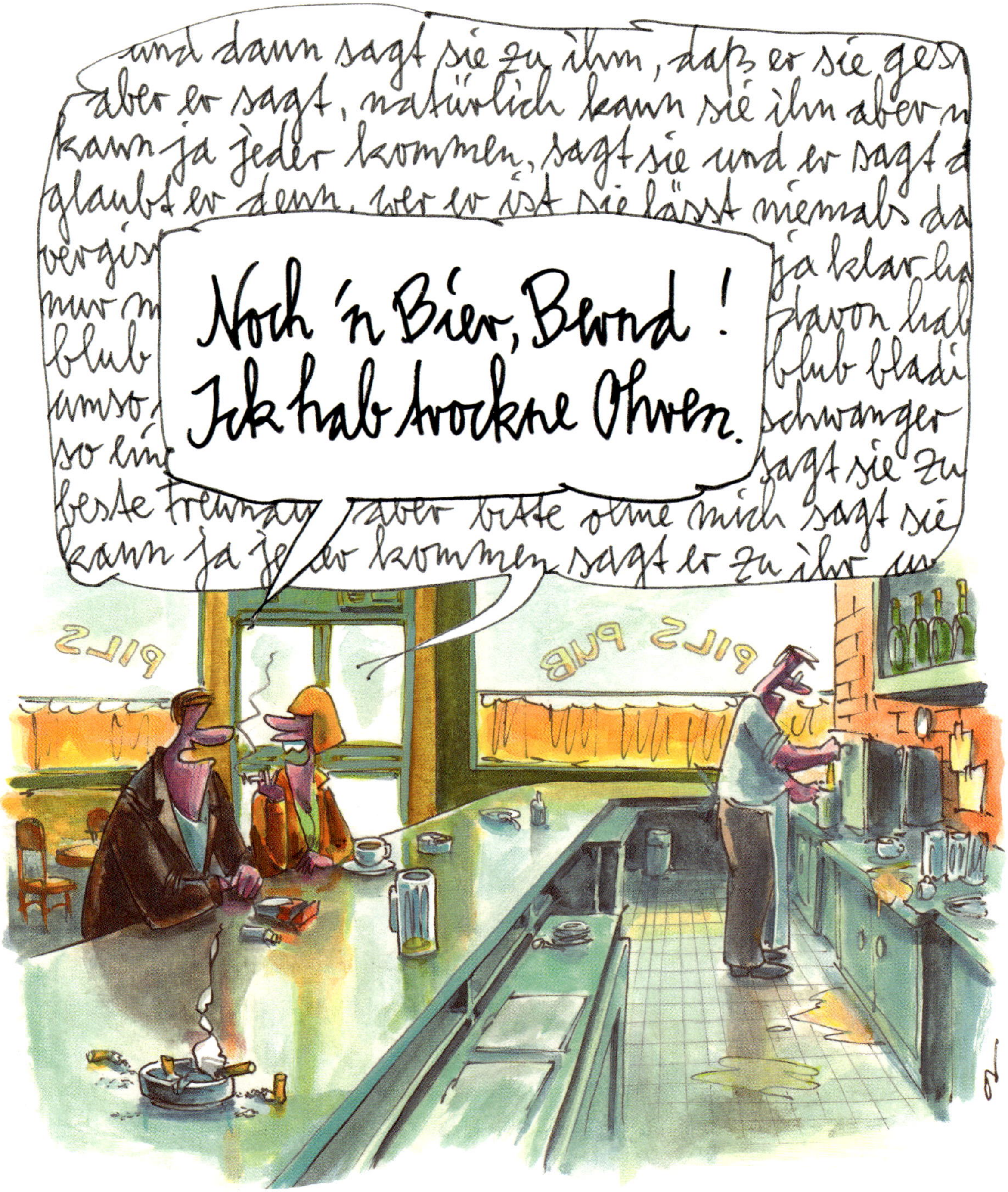

Noch 'n Bier, Bernd! Ick hab trockne Ohren.
und dann sagt sie zu ihm, daß er sie
aber er sagt, natürlich kann sie ihn aber
kann ja jeder kommen, sagt sie und er sagt
glaubt er denn, wer er ist sie lässt niemals
ja klar
blub bladi
schwanger
sagt sie zu
aber bitte ohne mich sagt sie
kann ja jeder kommen sagt er zu ihr

"Ich hab mein Adressbuch verloren."

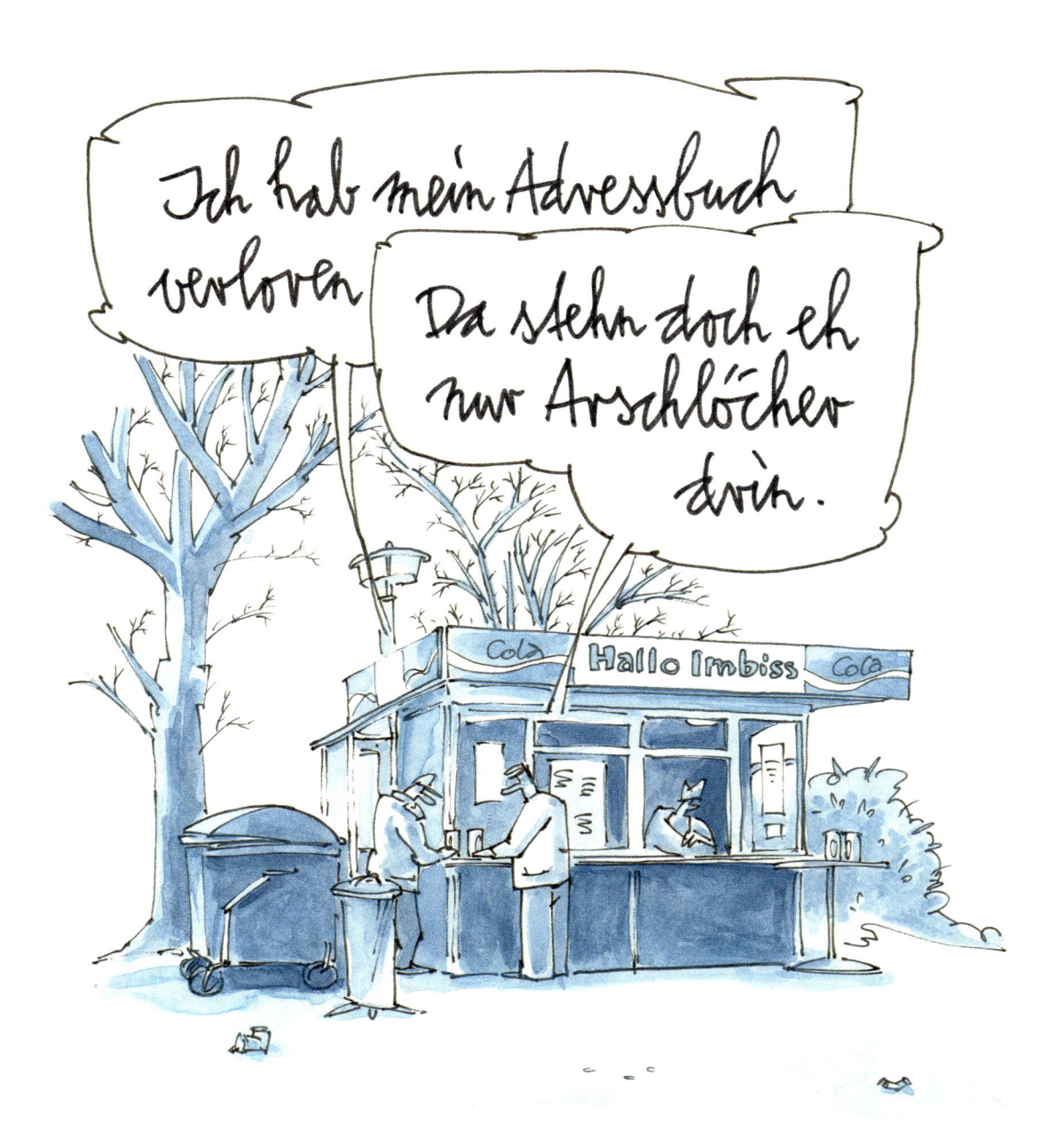

"Da stehn doch eh nur Arschlöcher drin."

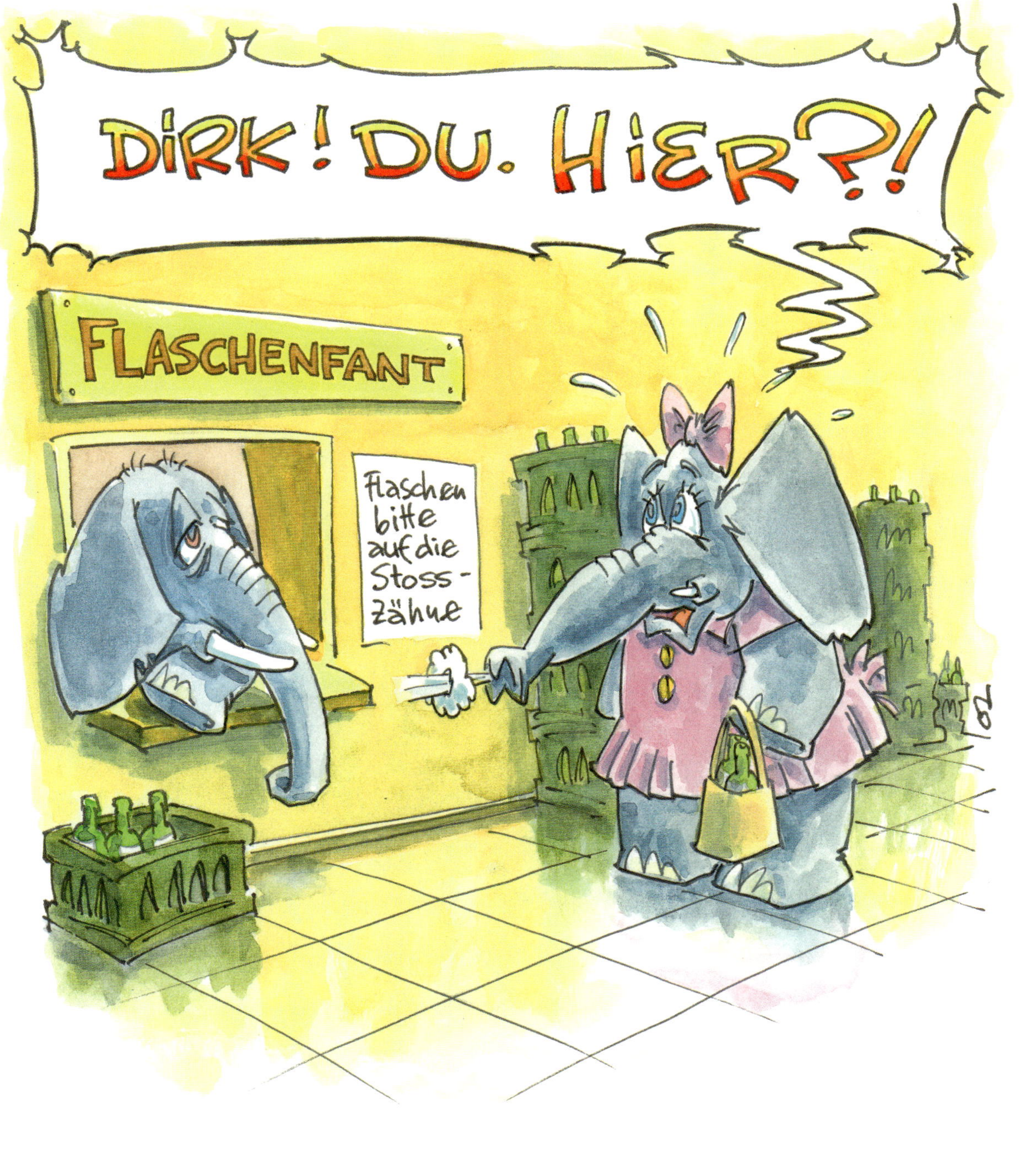
DIRK! DU. HIER?!
FLASCHENFANT
Flaschen bitte auf die Stoss-zähne

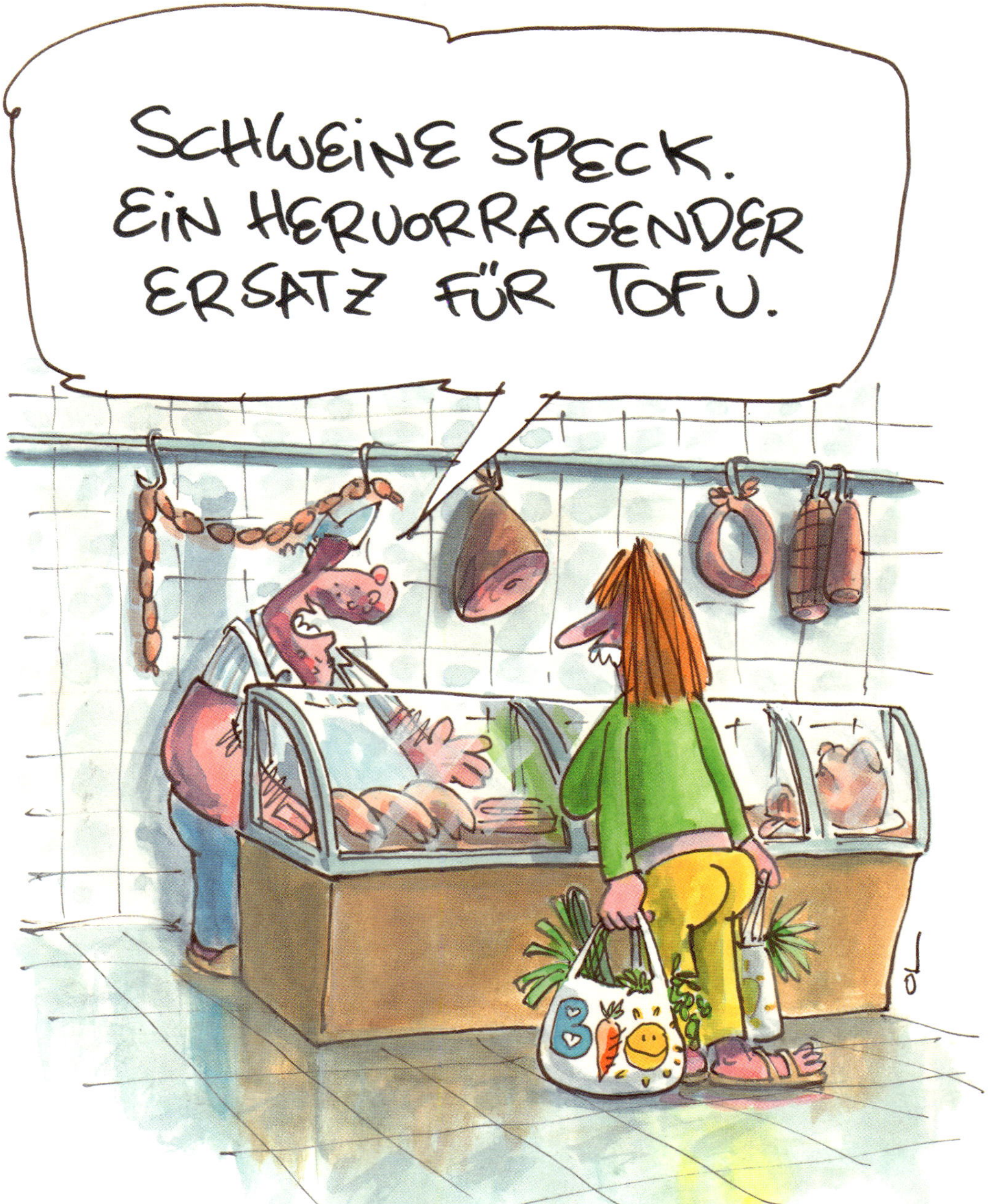
SCHWEINE SPECK. EIN HERVORRAGENDER ERSATZ FÜR TOFU.
BIO

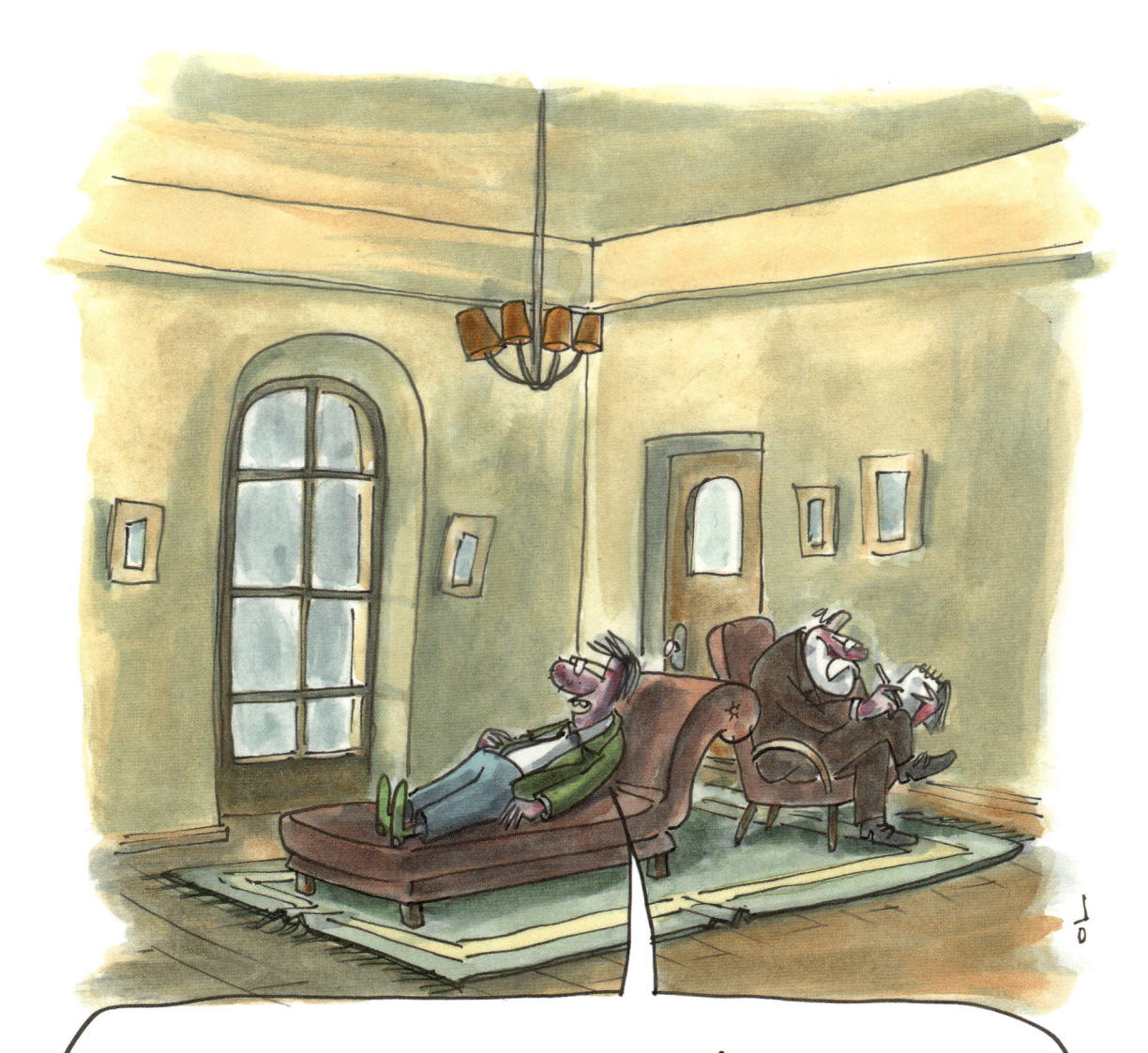

„GESTÖRTE SEXUALITÄT WÜRDE ICH'S NICHT NENNEN, DER SEX MIT MUTTER WAR IMMER GUT."

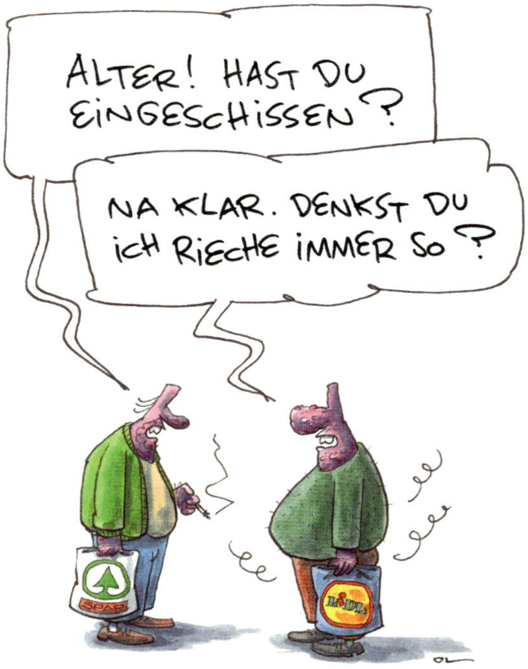
ALTER! HAST DU EINGESCHISSEN?
NA KLAR. DENKST DU ICH RIECHE IMMER SO?
SPAR
LIDL

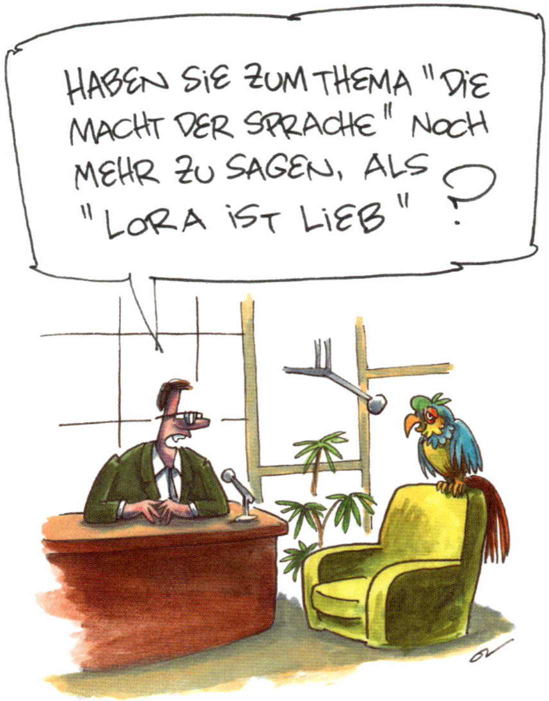
HABEN SIE ZUM THEMA "DIE MACHT DER SPRACHE" NOCH MEHR ZU SAGEN, ALS "LORA IST LIEB"?

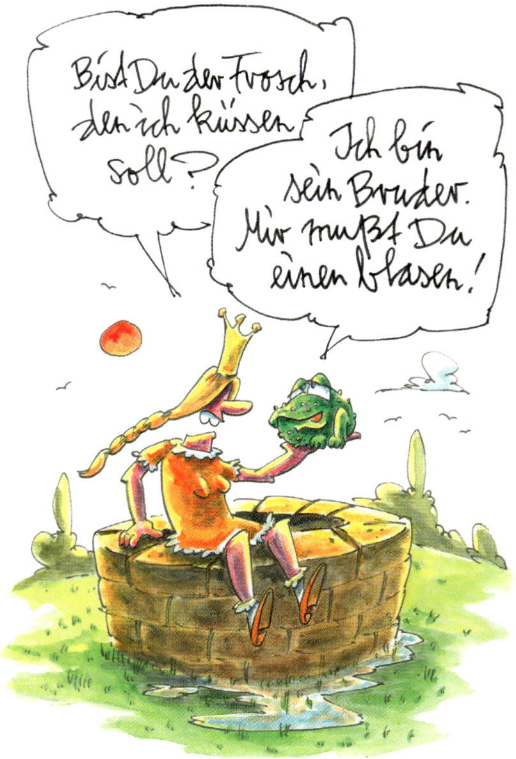
Bist Du der Frosch, den ich küssen soll?
Ich bin sein Bruder. Mir mußt Du einen blasen!

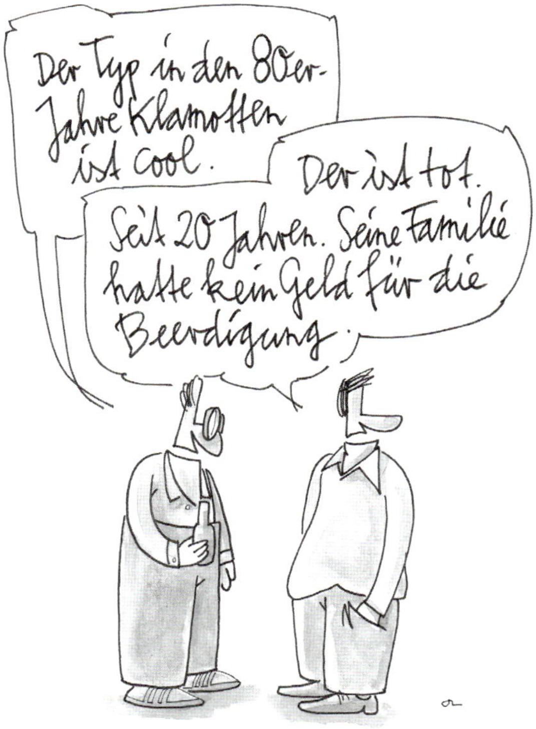
Der Typ in den 80er-Jahre Klamotten ist cool.
Der ist tot. Seit 20 Jahren. Seine Familie hatte kein Geld für die Beerdigung.

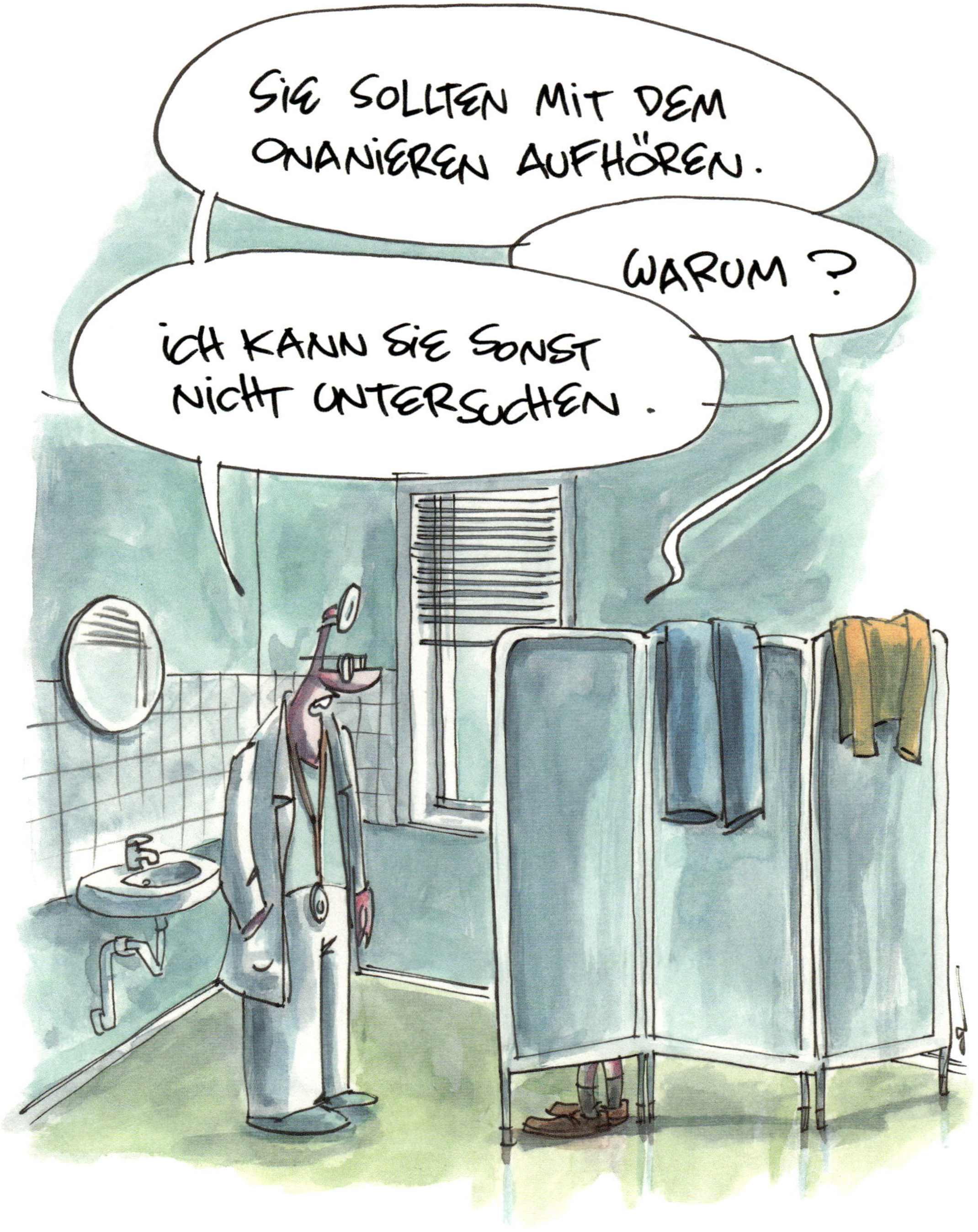
SIE SOLLTEN MIT DEM ONANIEREN AUFHÖREN.
WARUM ?
ICH KANN SIE SONST NICHT UNTERSUCHEN.

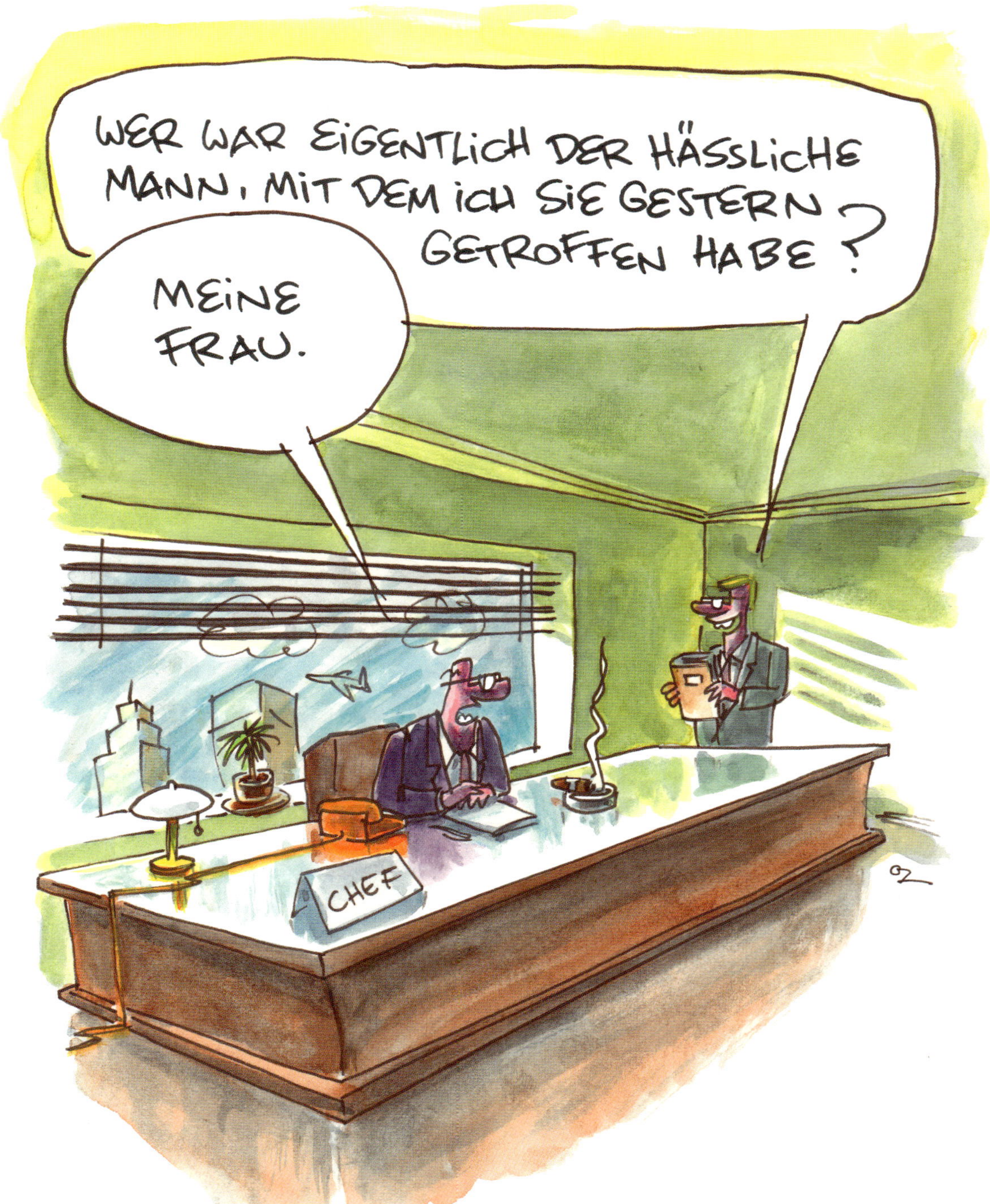
WER WAR EIGENTLICH DER HÄSSLICHE MANN, MIT DEM ICH SIE GESTERN GETROFFEN HABE?
MEINE FRAU.
CHEF

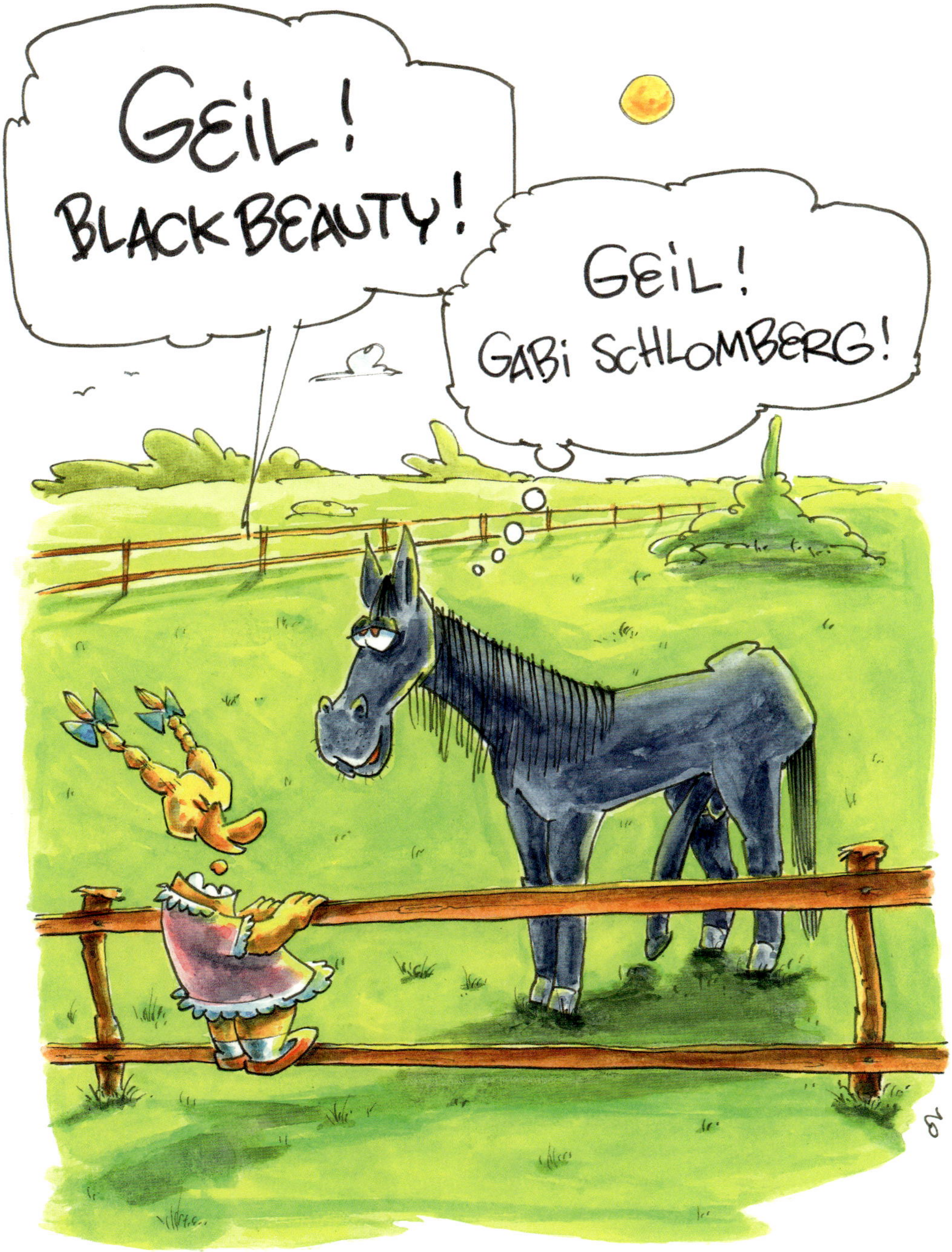
GEIL! BLACK BEAUTY!
GEIL! GABI SCHLOMBERG!

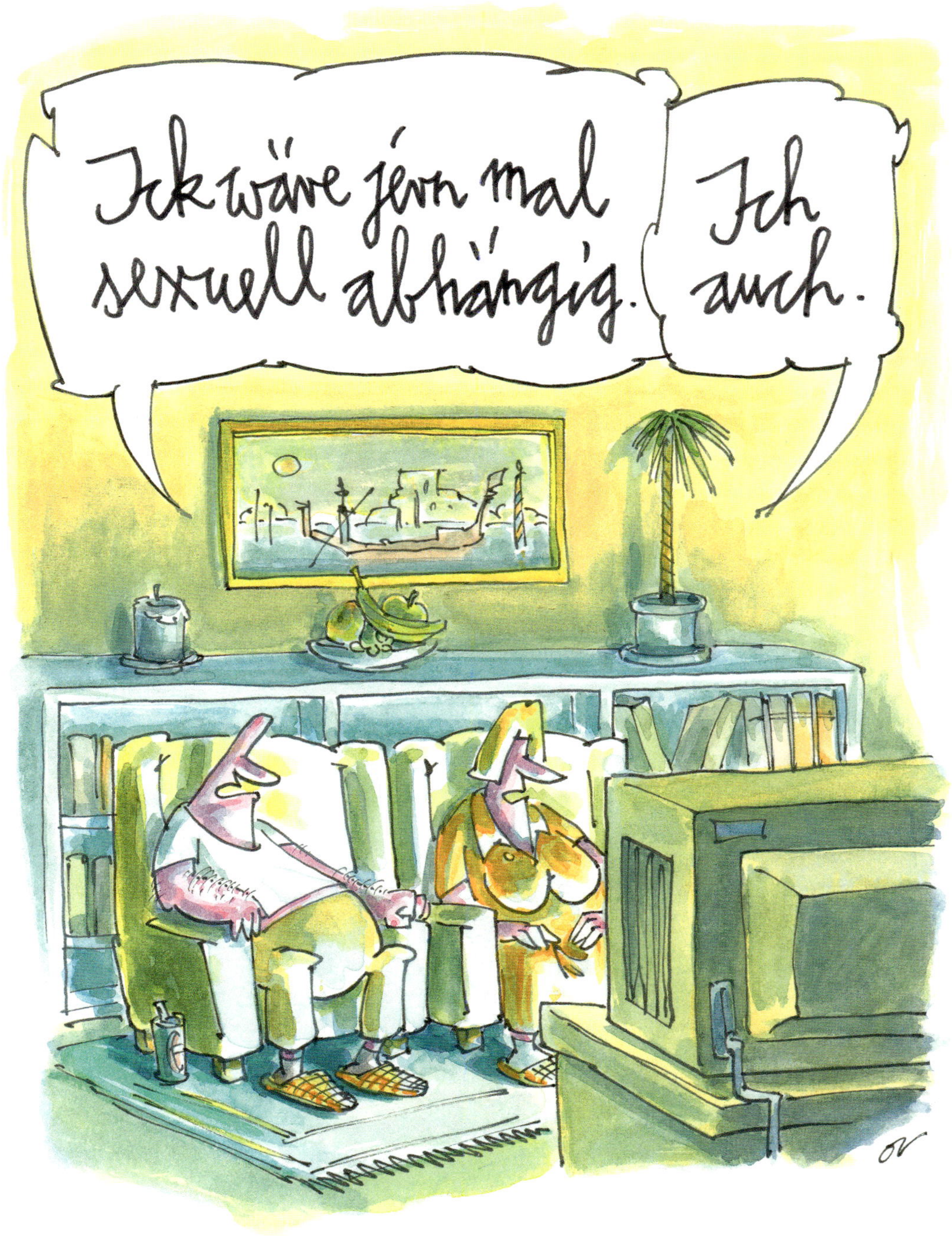
Ick wäre jern mal sexuell abhängig.
Ich auch.
OV

"Heinz. Sie werden als Ratte, mieses Schwein, Scheisskerl of the universe und grösstes Arschloch seit Beginn der Evolution bezeichnet. Ich möchte heute herausfinden wer ist der Mensch hinter den Namen."

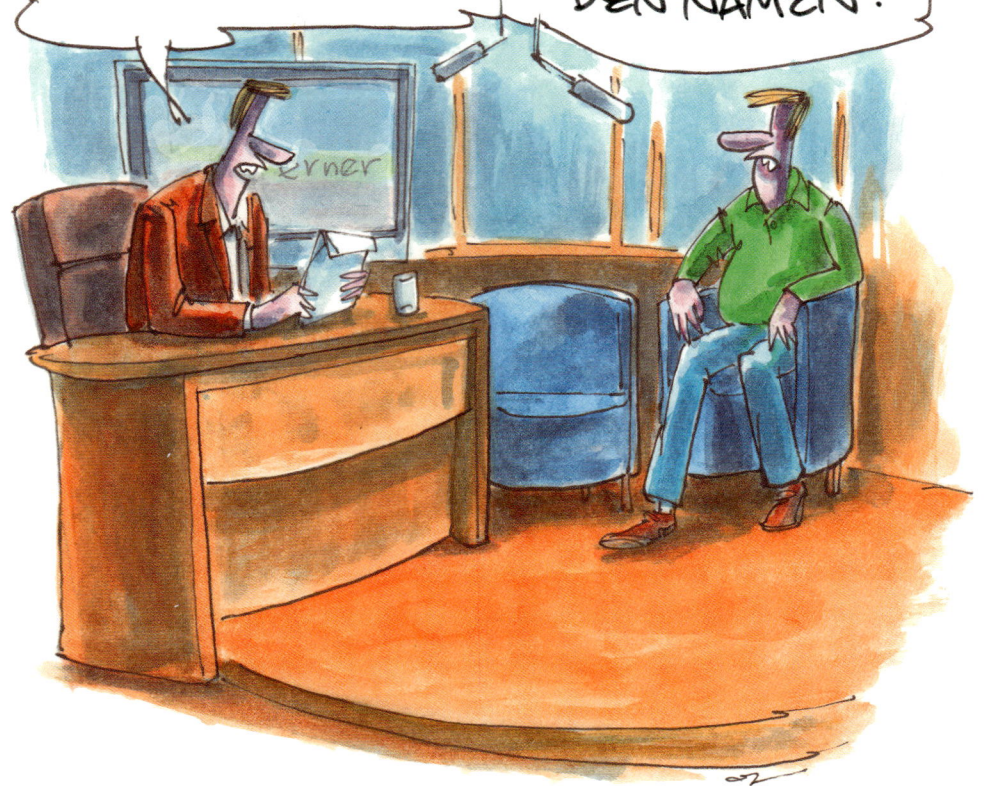

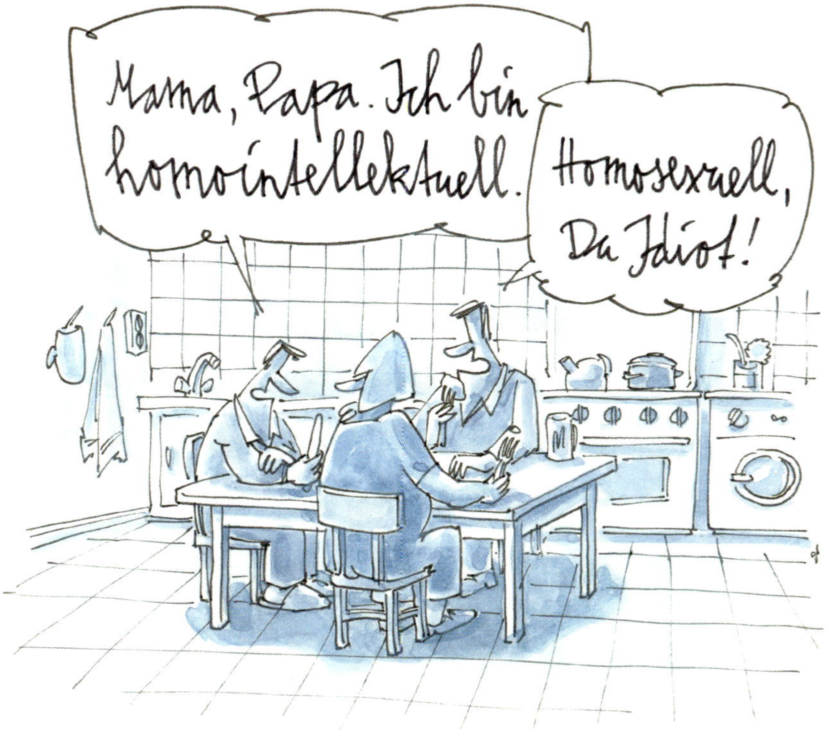
Mama, Papa. Ich bin homointellektuell.
Homosexuell, Du Idiot!

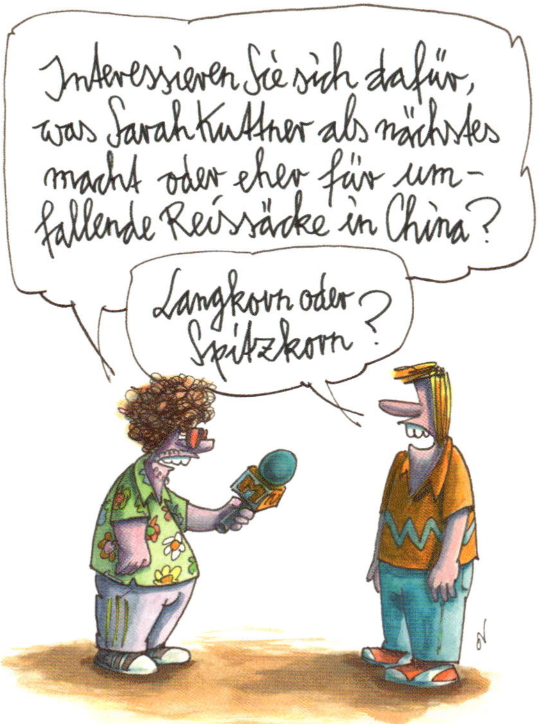
Interessieren Sie sich dafür, was Sarah Kuttner als nächstes macht oder eher für umfallende Reissäcke in China?
Langkorn oder Spitzkorn?

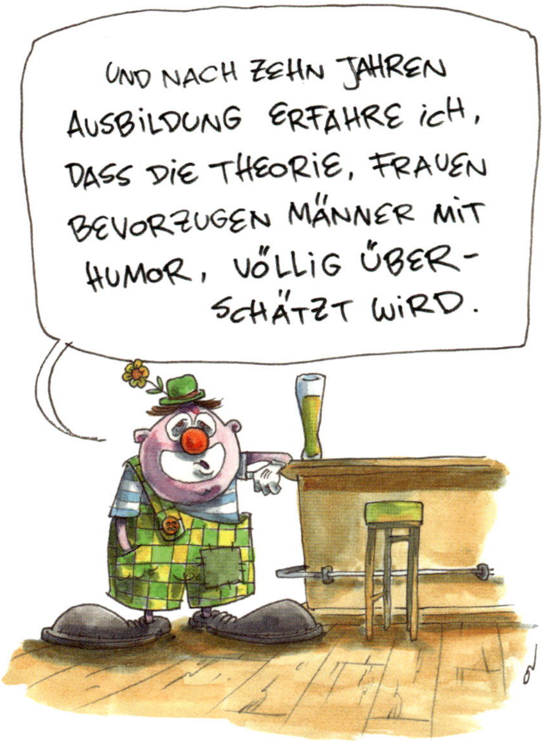
UND NACH ZEHN JAHREN AUSBILDUNG ERFAHRE ICH, DASS DIE THEORIE, FRAUEN BEVORZUGEN MÄNNER MIT HUMOR, VÖLLIG ÜBERSCHÄTZT WIRD.

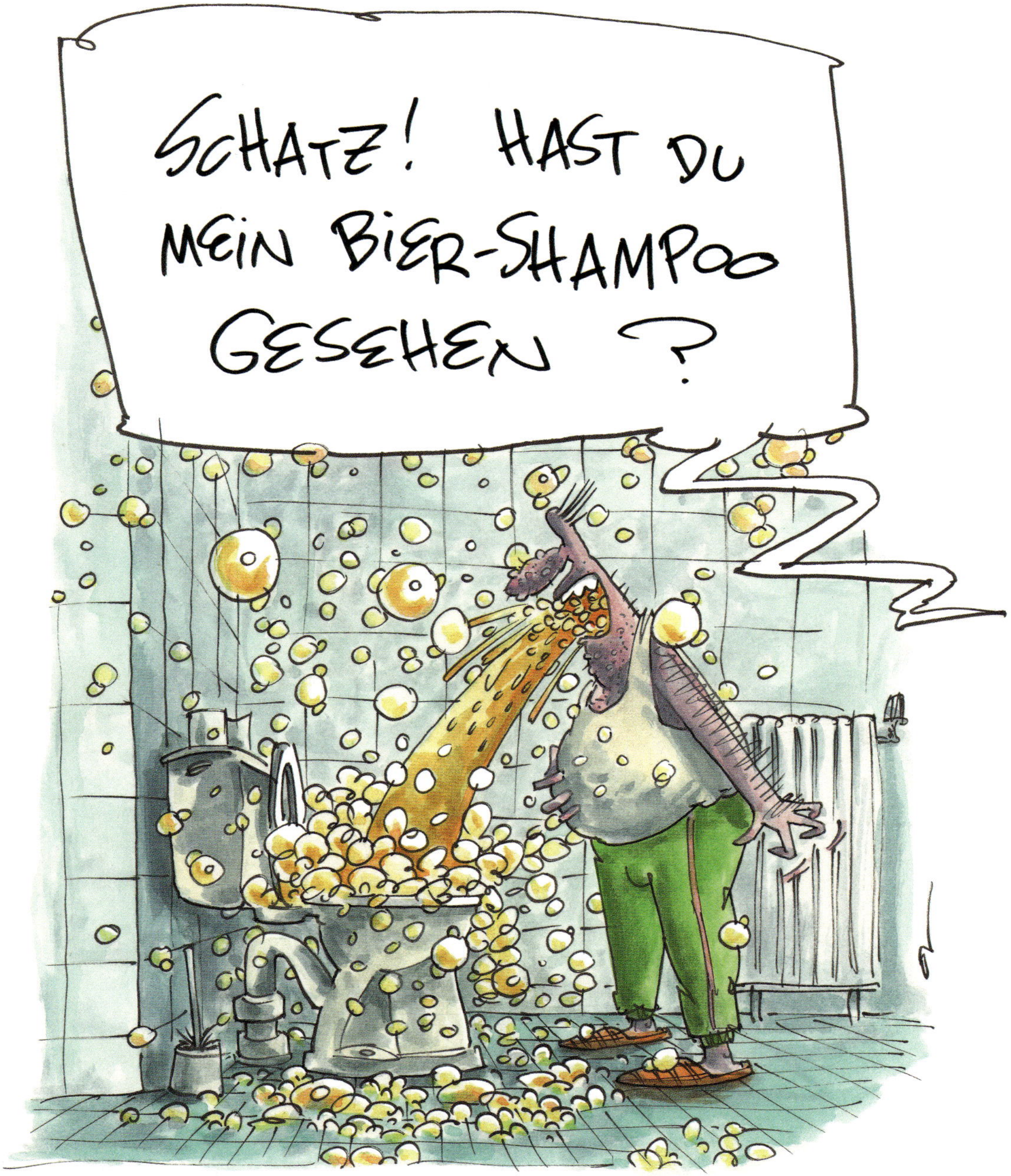
SCHATZ! HAST DU MEIN BIER-SHAMPOO GESEHEN ?

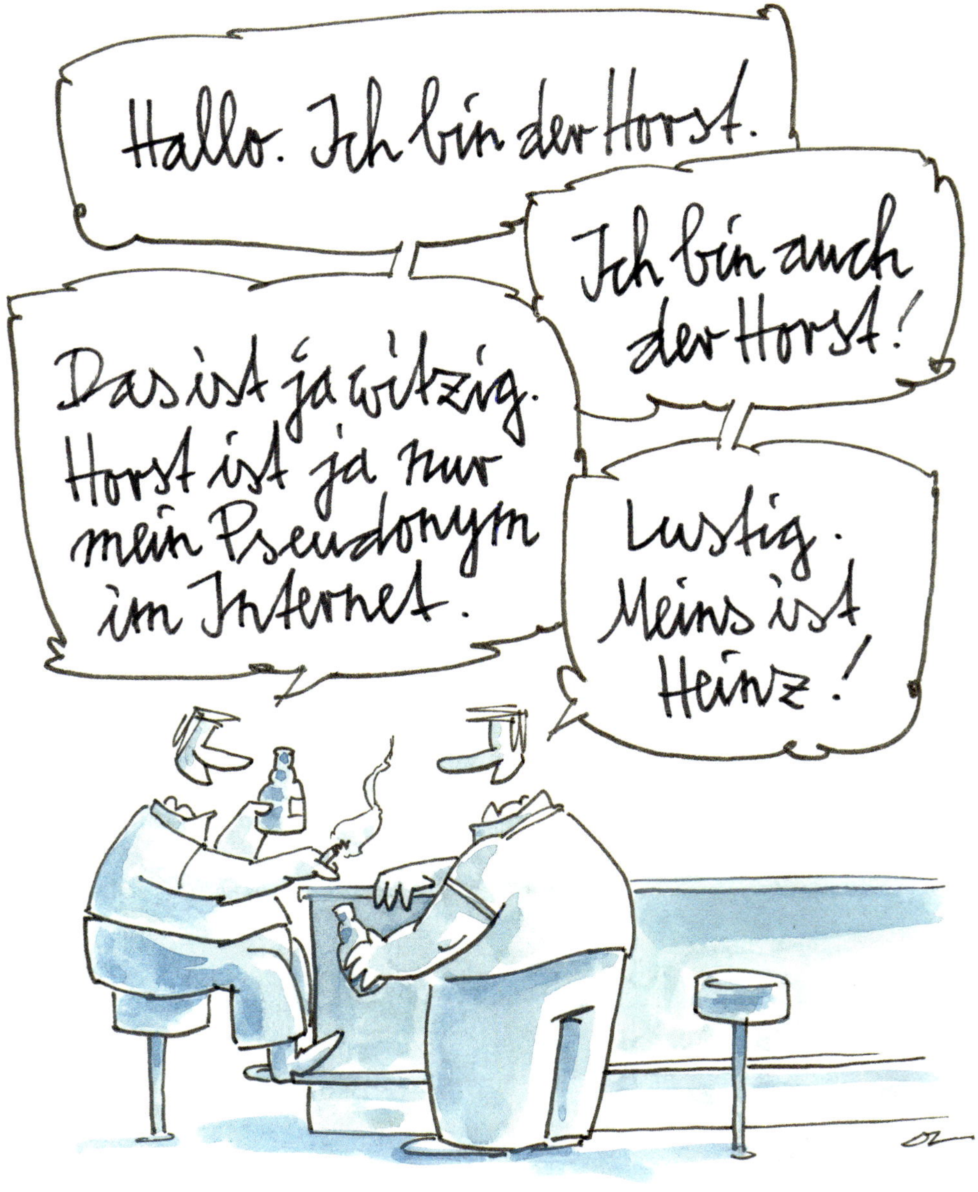
Hallo. Ich bin der Horst.
Das ist ja witzig. Horst ist ja nur mein Pseudonym im Internet.
Ich bin auch der Horst!
Lustig. Meins ist Heinz!

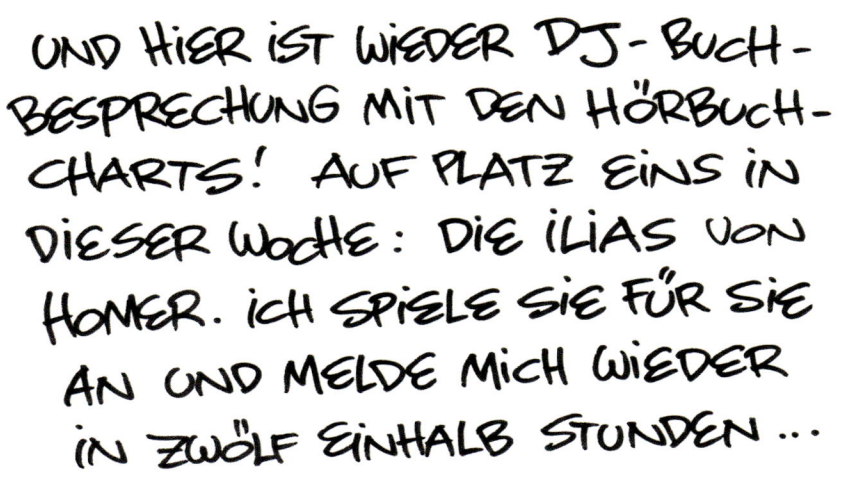

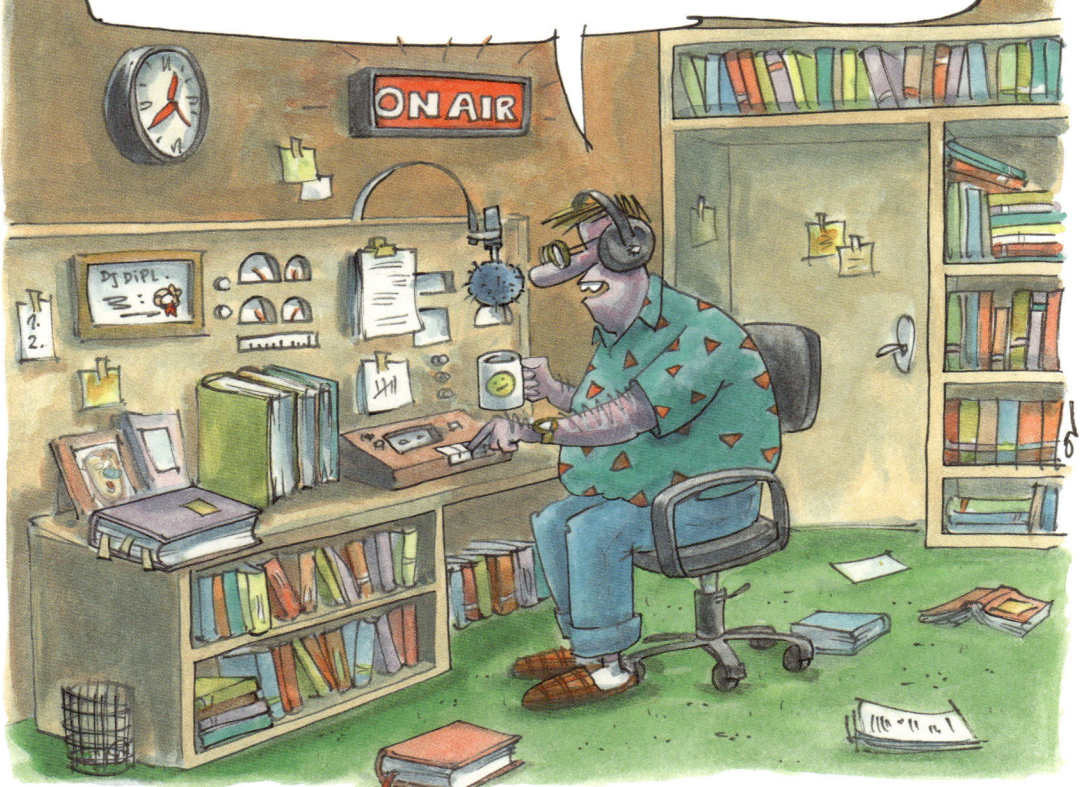

"Und hier ist wieder DJ-Buchbesprechung mit den Hörbuch-Charts! Auf Platz eins in dieser Woche: Die Ilias von Homer. Ich spiele sie für Sie an und melde mich wieder in zwölf einhalb Stunden..."

"DAS IST DER DORFÄLTESTE VOM SOS-KINDERDORF. ER IST FÜR DIE SPENDEN VERANTWORTLICH."

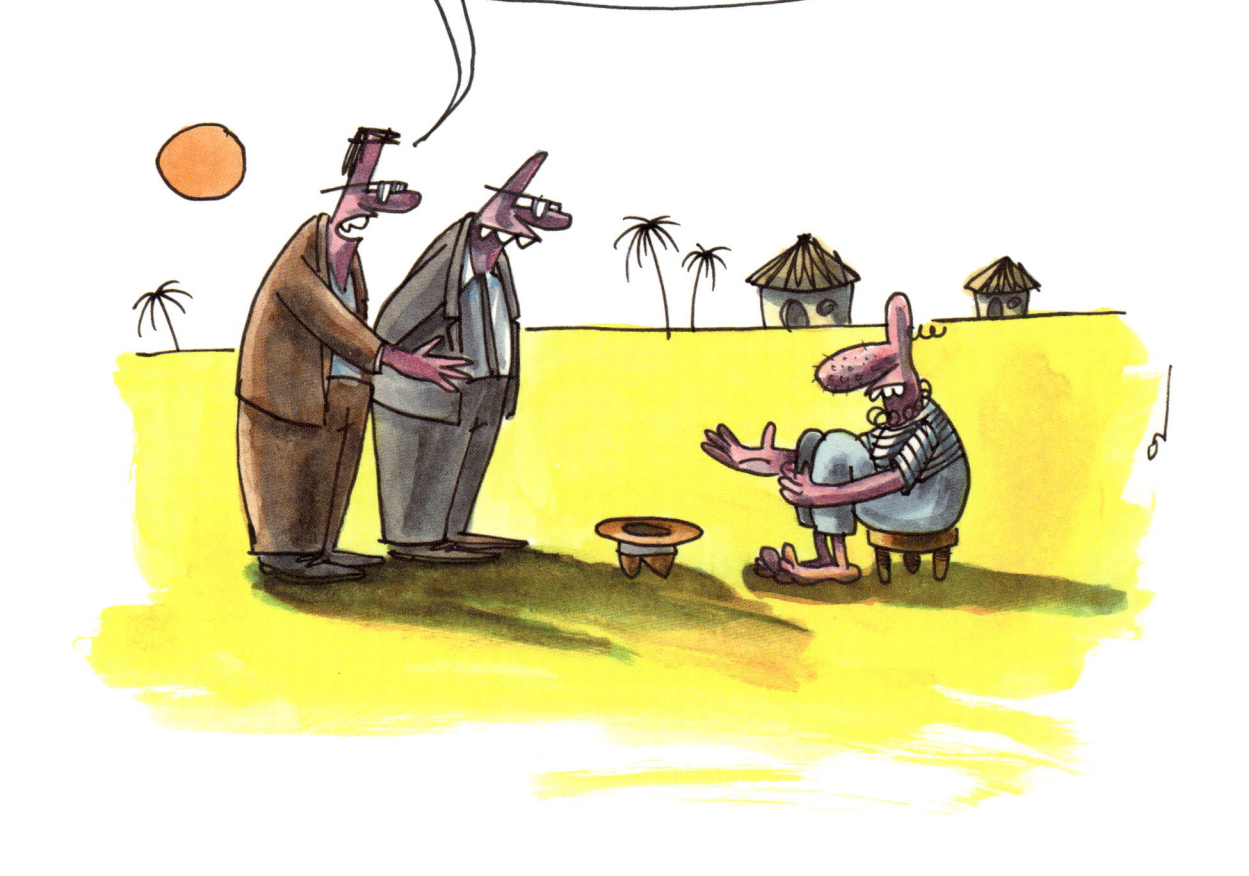

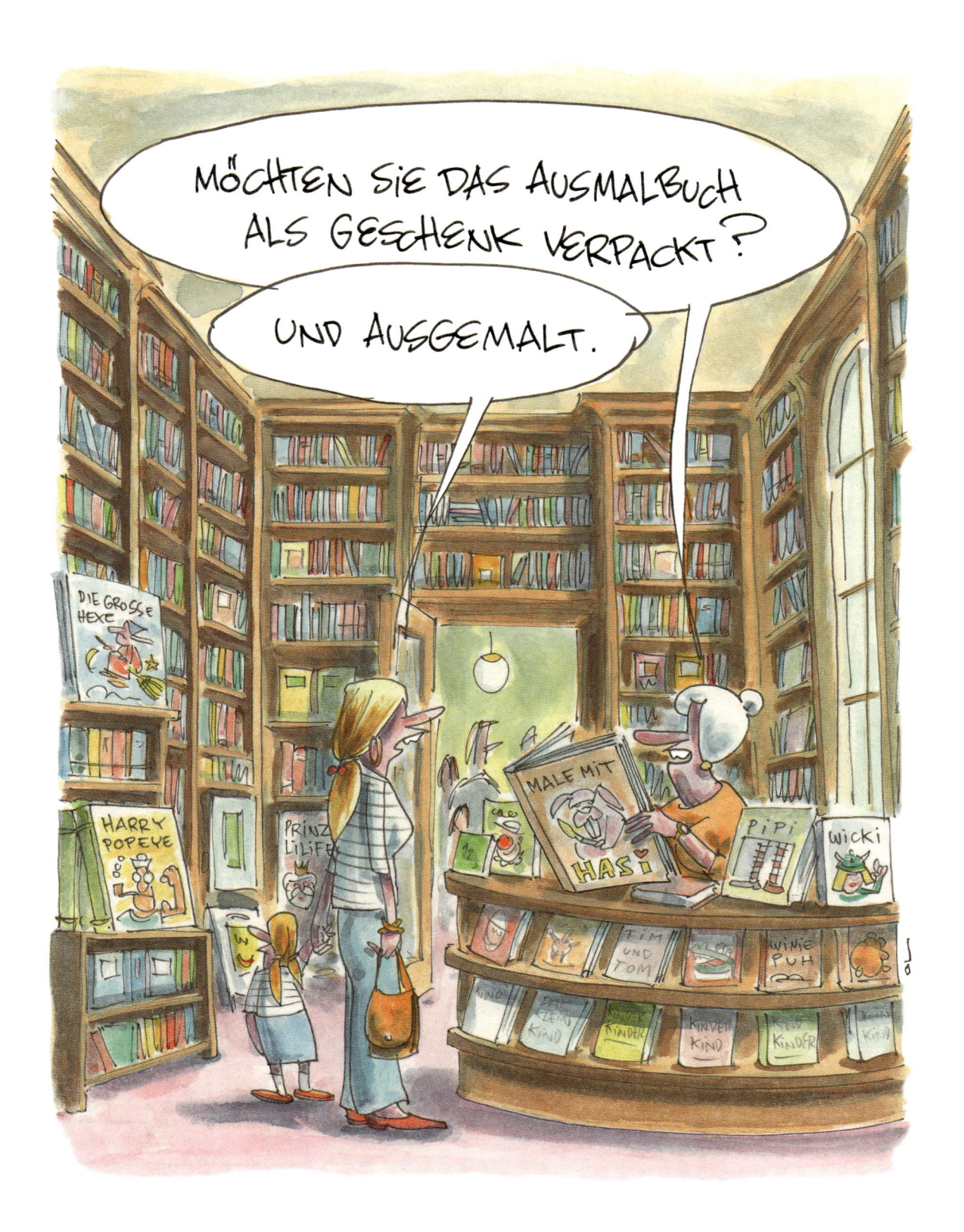

MÖCHTEN SIE DAS AUSMALBUCH ALS GESCHENK VERPACKT?

UND AUSGEMALT.

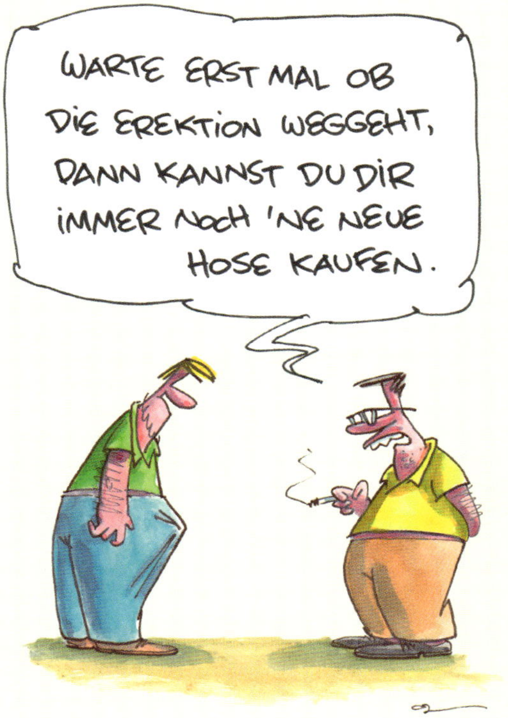
WARTE ERST MAL OB DIE EREKTION WEGGEHT, DANN KANNST DU DIR IMMER NOCH 'NE NEUE HOSE KAUFEN.

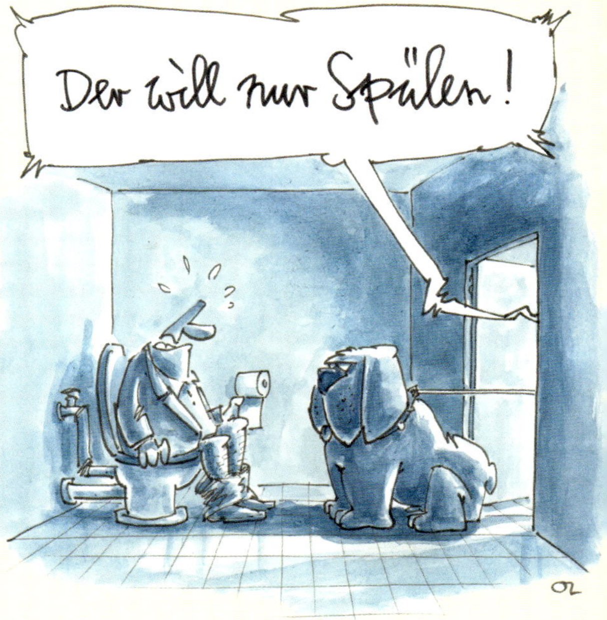
Der will nur Spülen!

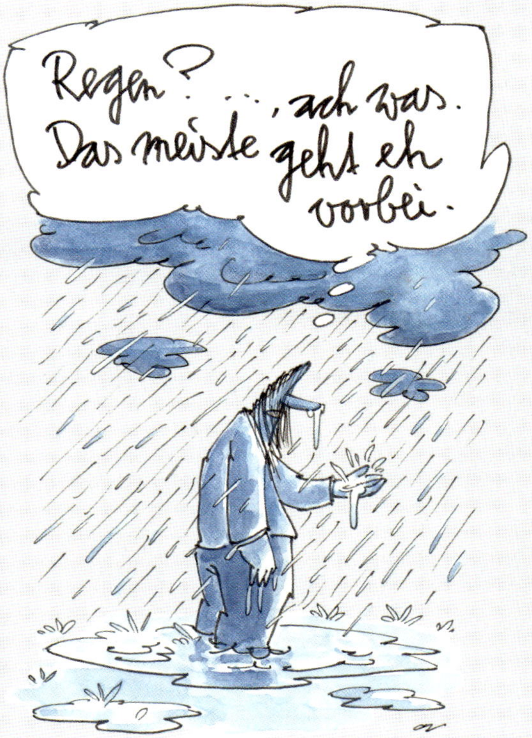
Regen? ..., ach was. Das meiste geht eh vorbei.

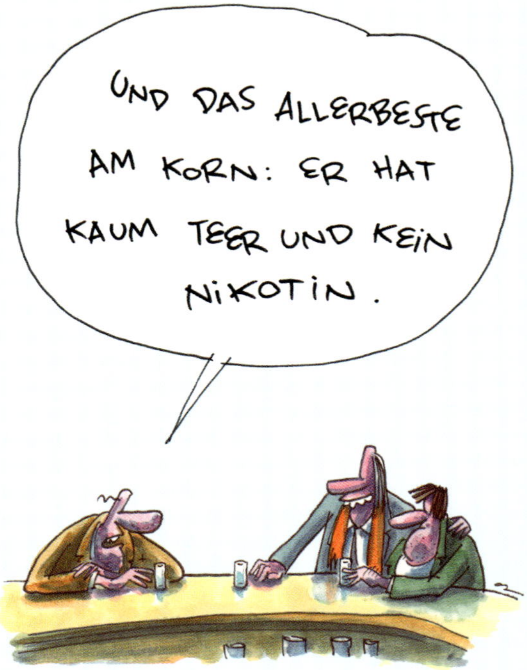
UND DAS ALLERBESTE AM KORN: ER HAT KAUM TEER UND KEIN NIKOTIN.

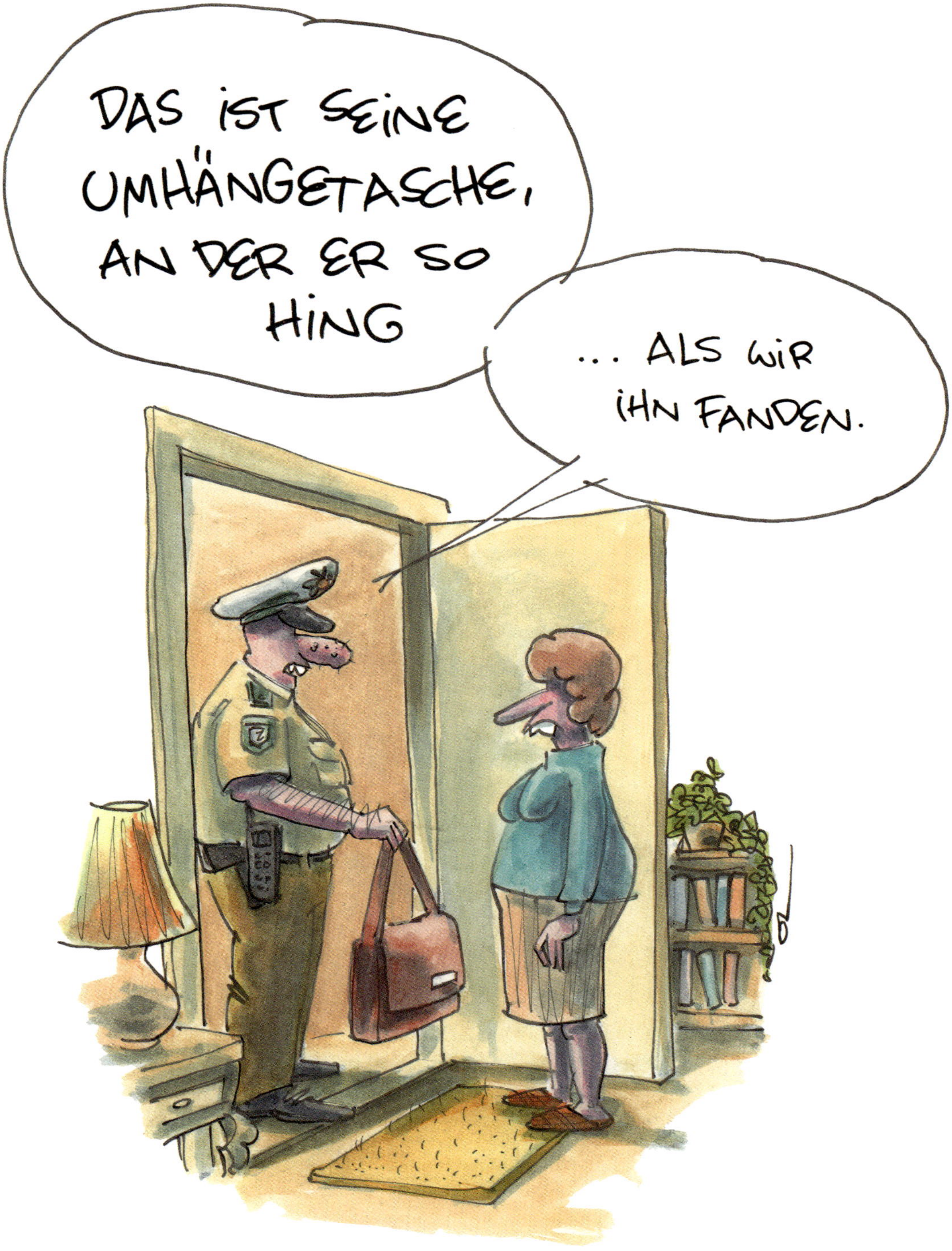
DAS IST SEINE UMHÄNGETASCHE, AN DER ER SO HING
... ALS WIR IHN FANDEN.

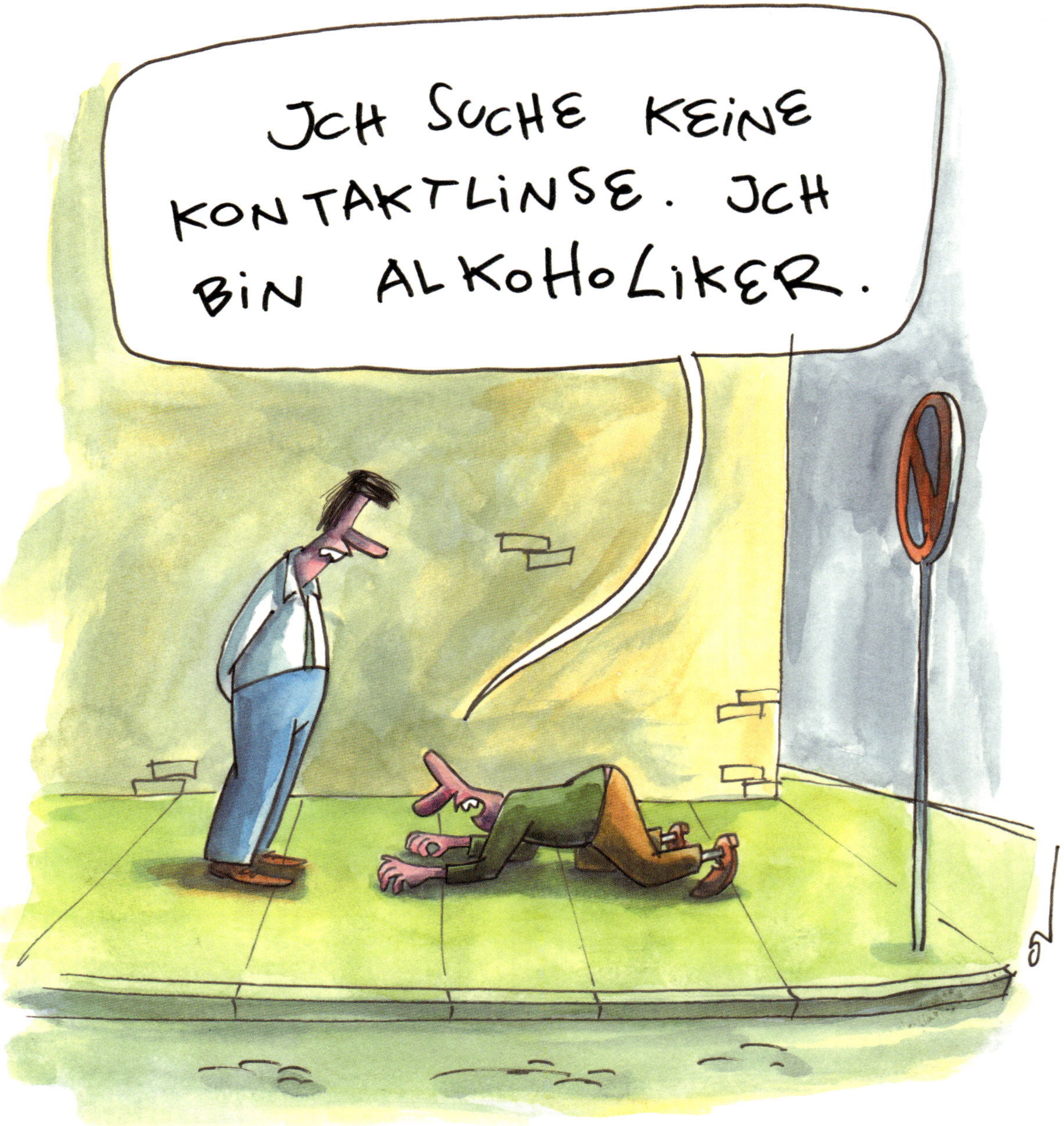
JCH SUCHE KEINE KONTAKTLINSE. JCH BIN ALKOHOLIKER.

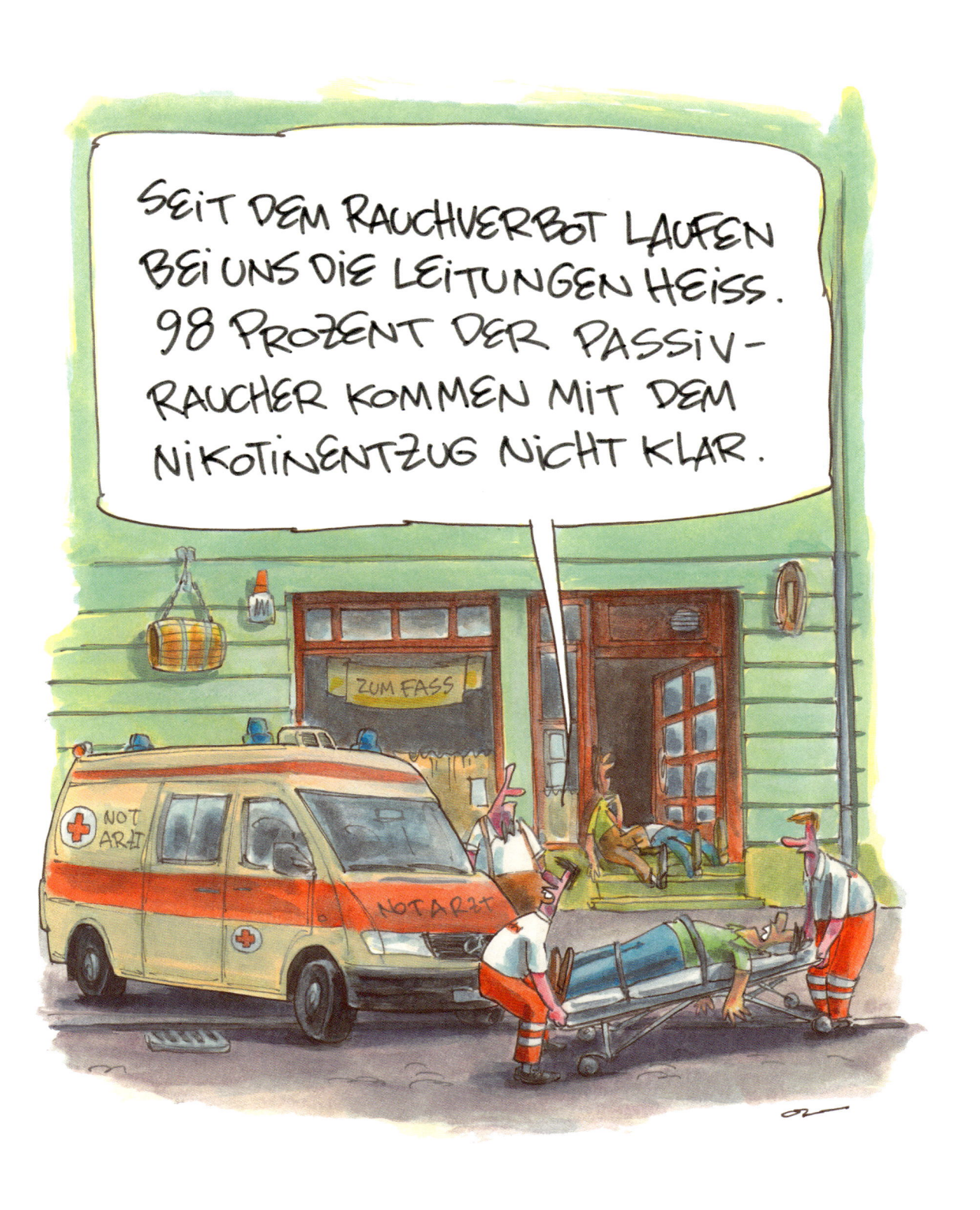

"Seit dem Rauchverbot laufen bei uns die Leitungen heiss. 98 Prozent der Passivraucher kommen mit dem Nikotinentzug nicht klar."

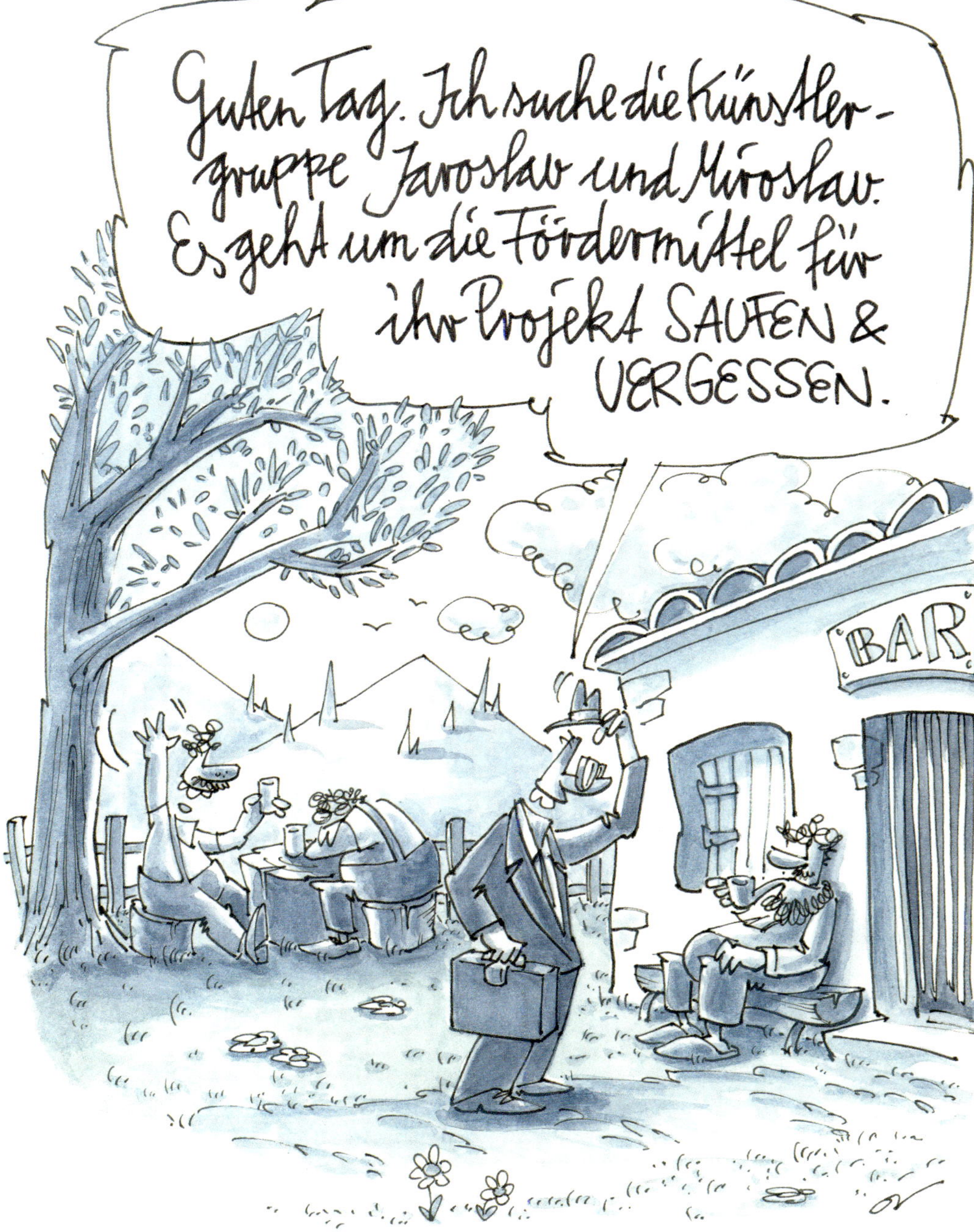
Guten Tag. Ich suche die Künstler-gruppe Jaroslav und Miroslav. Es geht um die Fördermittel für ihr Projekt SAUFEN & VERGESSEN.
BAR

"WORAN HABEN SIE MICH ERKANNT? AM BART?"

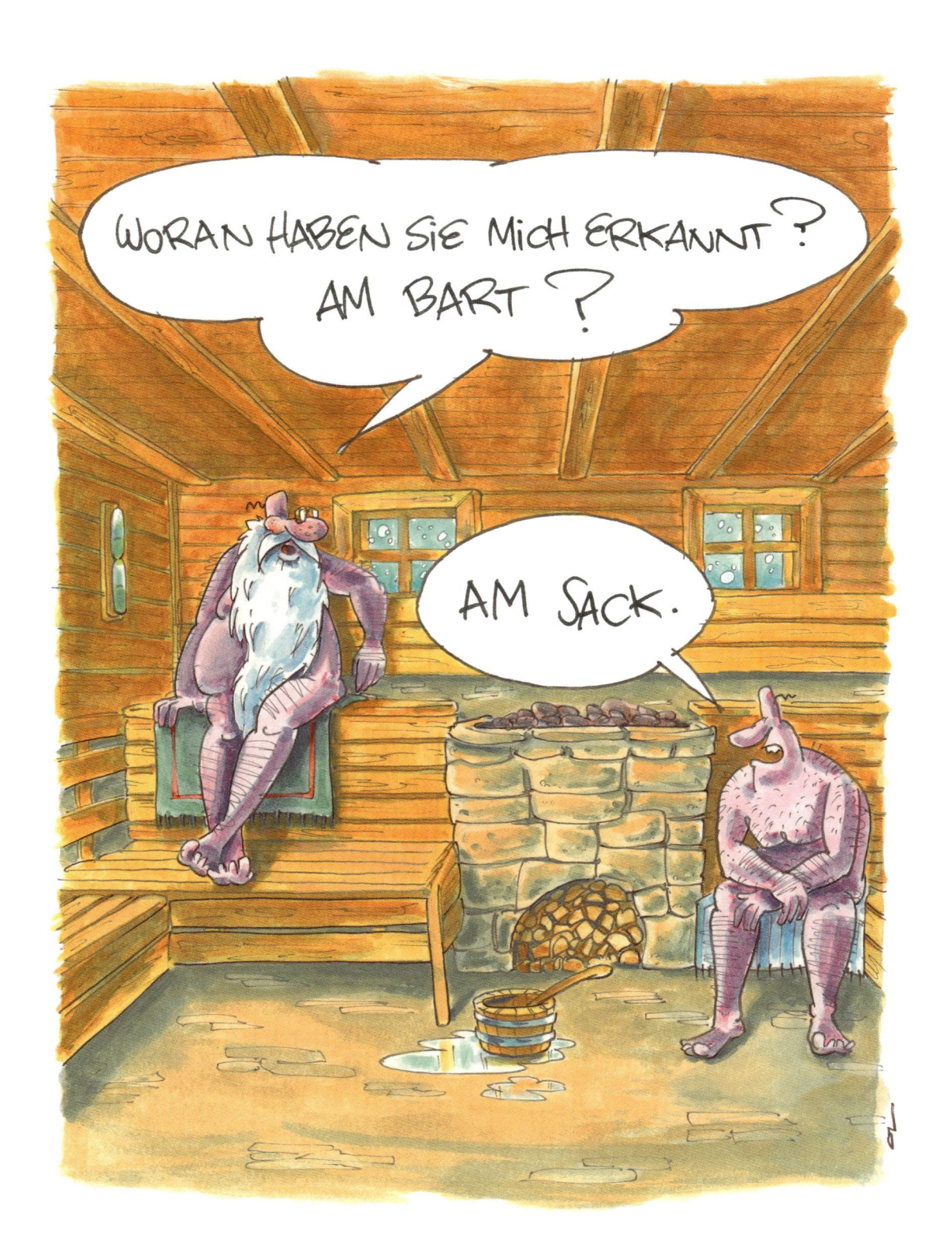

"AM SACK."

"Herr Schweighöfer. Als Schauspieler haben Sie sich schon in Rainer Langhans und Manfred von Richthofen versetzt. Können Sie sich auch in einen Zuschauer versetzen, der sich die Scheisse ansehen muss?"

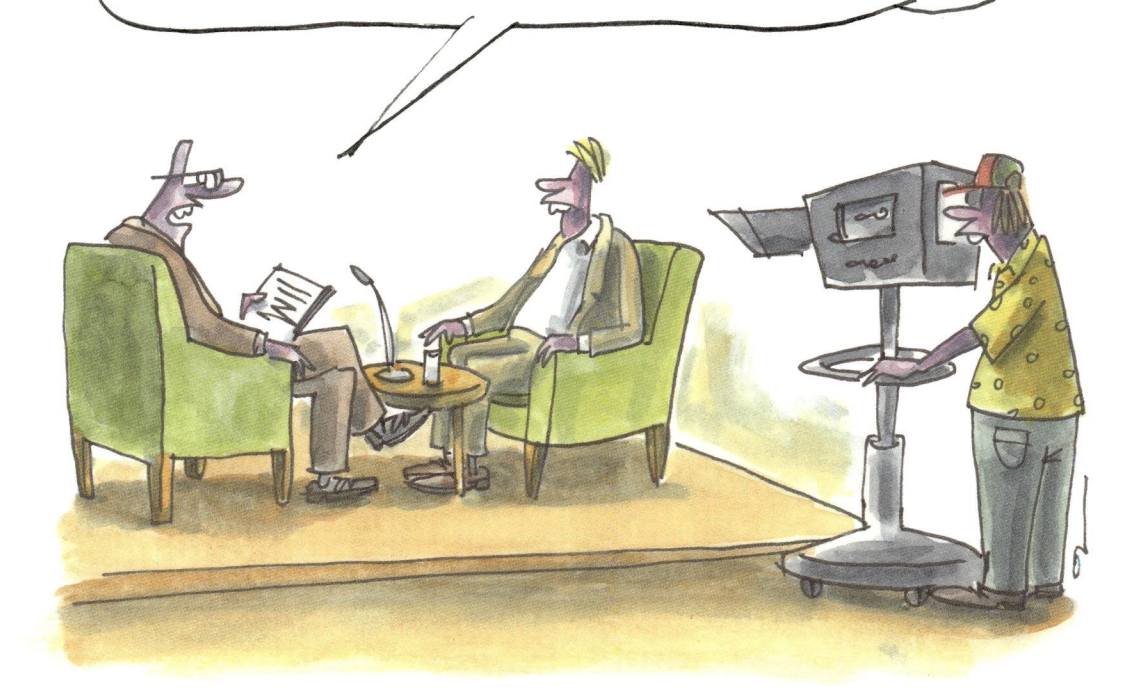

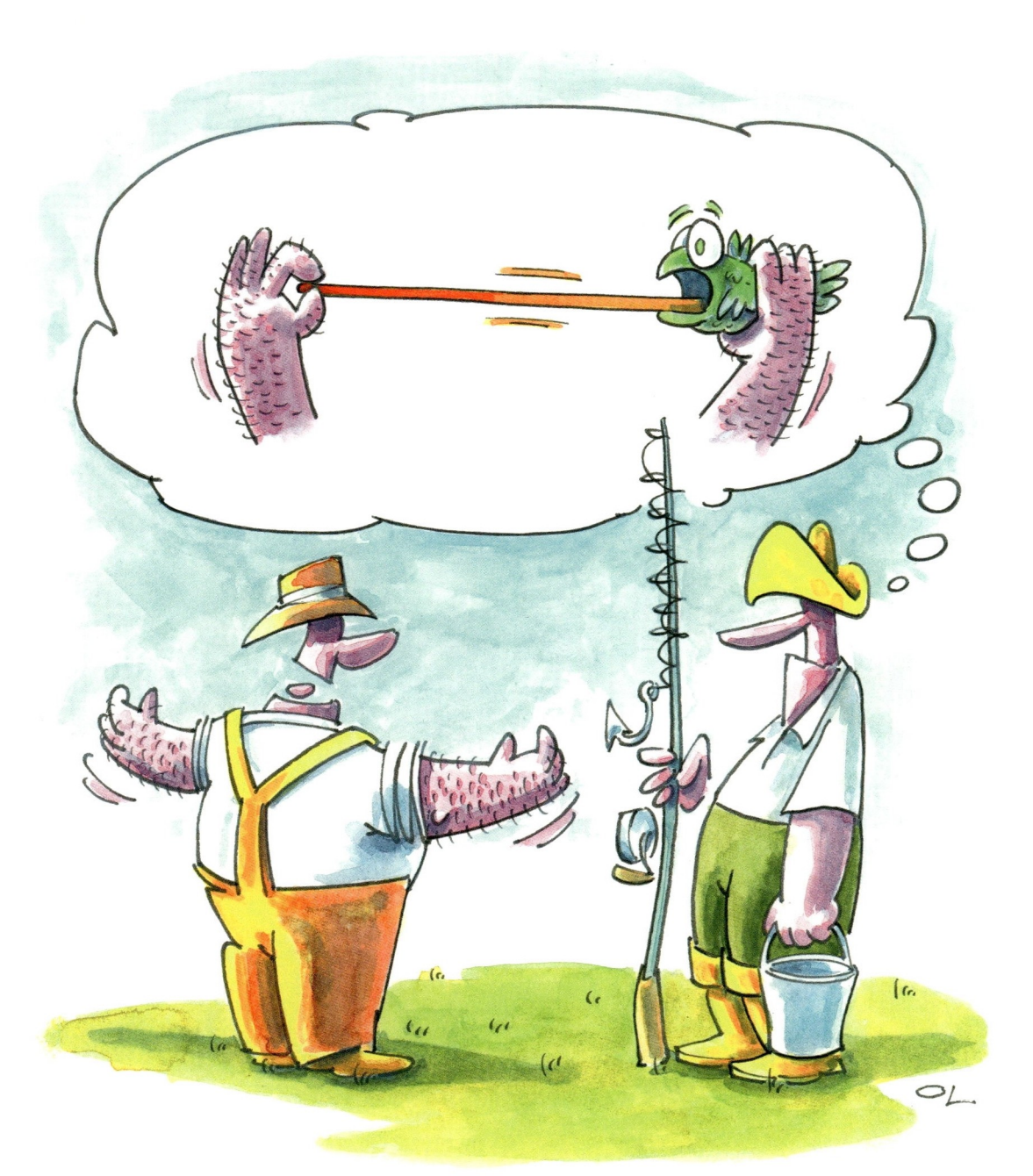

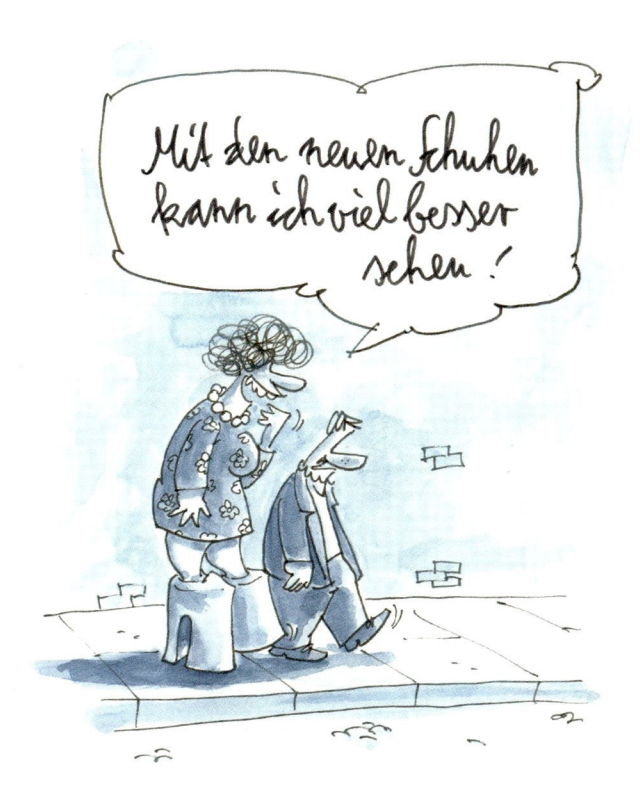

"Mit den neuen Schuhen kann ich viel besser sehen!"

"Schatz. Bin im Krankenhaus. Hab Bulimie. Dein Essen ist im Klo."

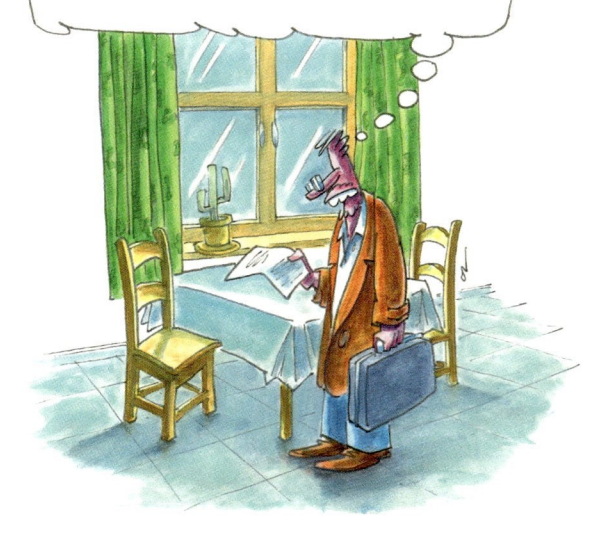

"ICH DARF VORSTELLEN. MEINE FRAU, IHRE FRAU. IHRE FRAU, MEINE FRAU."

"IN DER JURYWERTUNG BEIM DIESJÄHRIGEN KARNEVAL DER KULTUREN WEIT ABGESCHLAGEN DER WAGEN VON HERRN ÖZMIR MIT SEINEN JOGHURTKULTUREN."

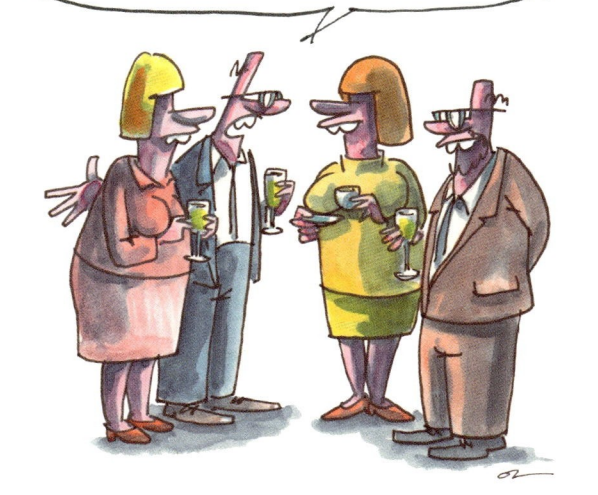

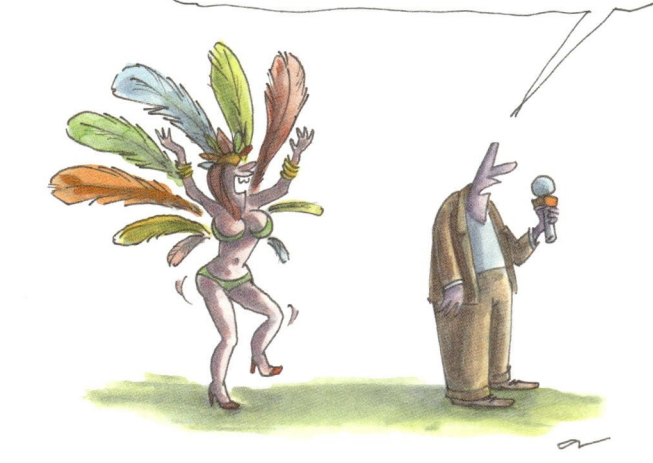

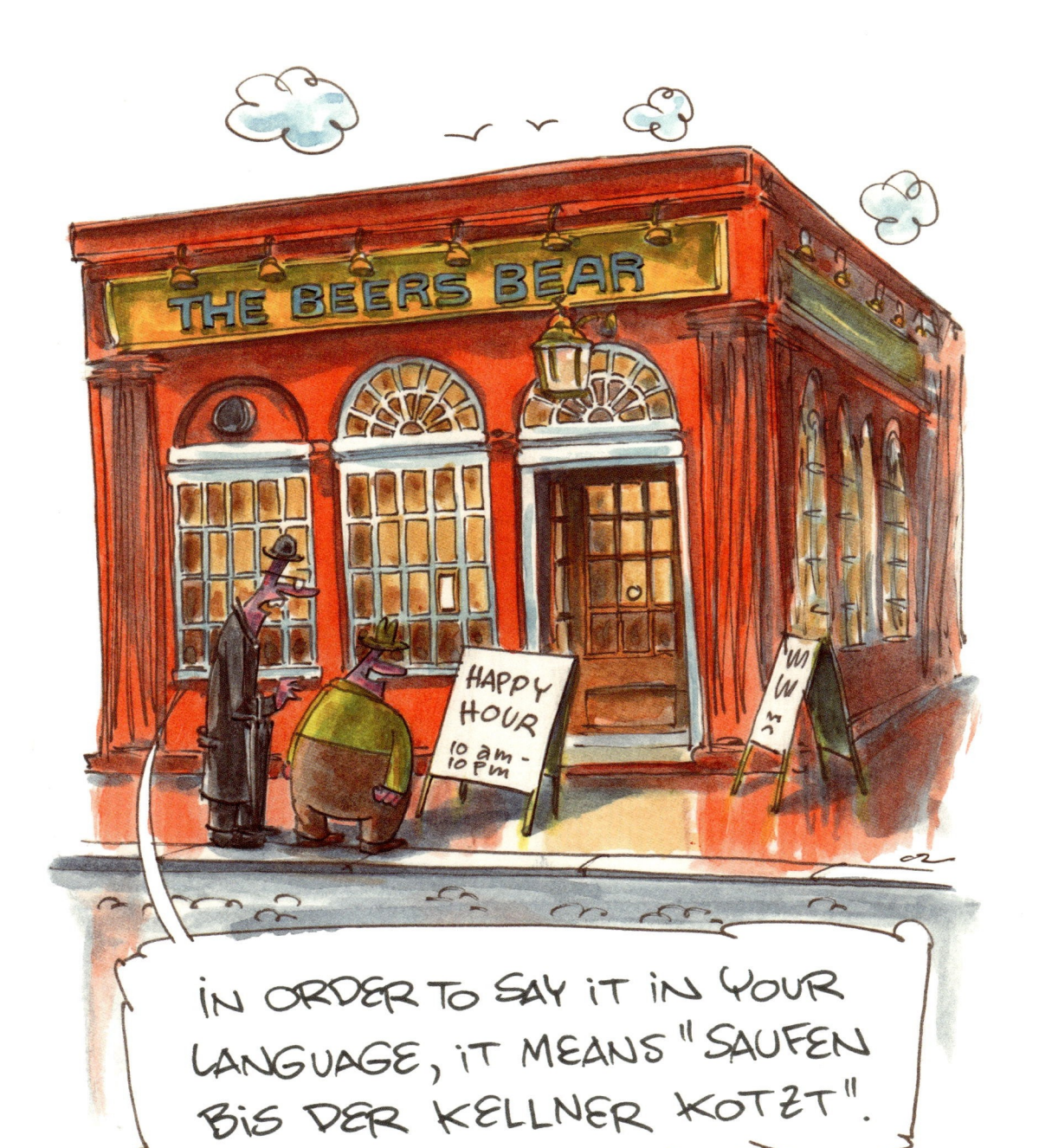

"IN ORDER TO SAY IT IN YOUR LANGUAGE, IT MEANS "SAUFEN BIS DER KELLNER KOTZT"."

Wer hatte Kreuz?

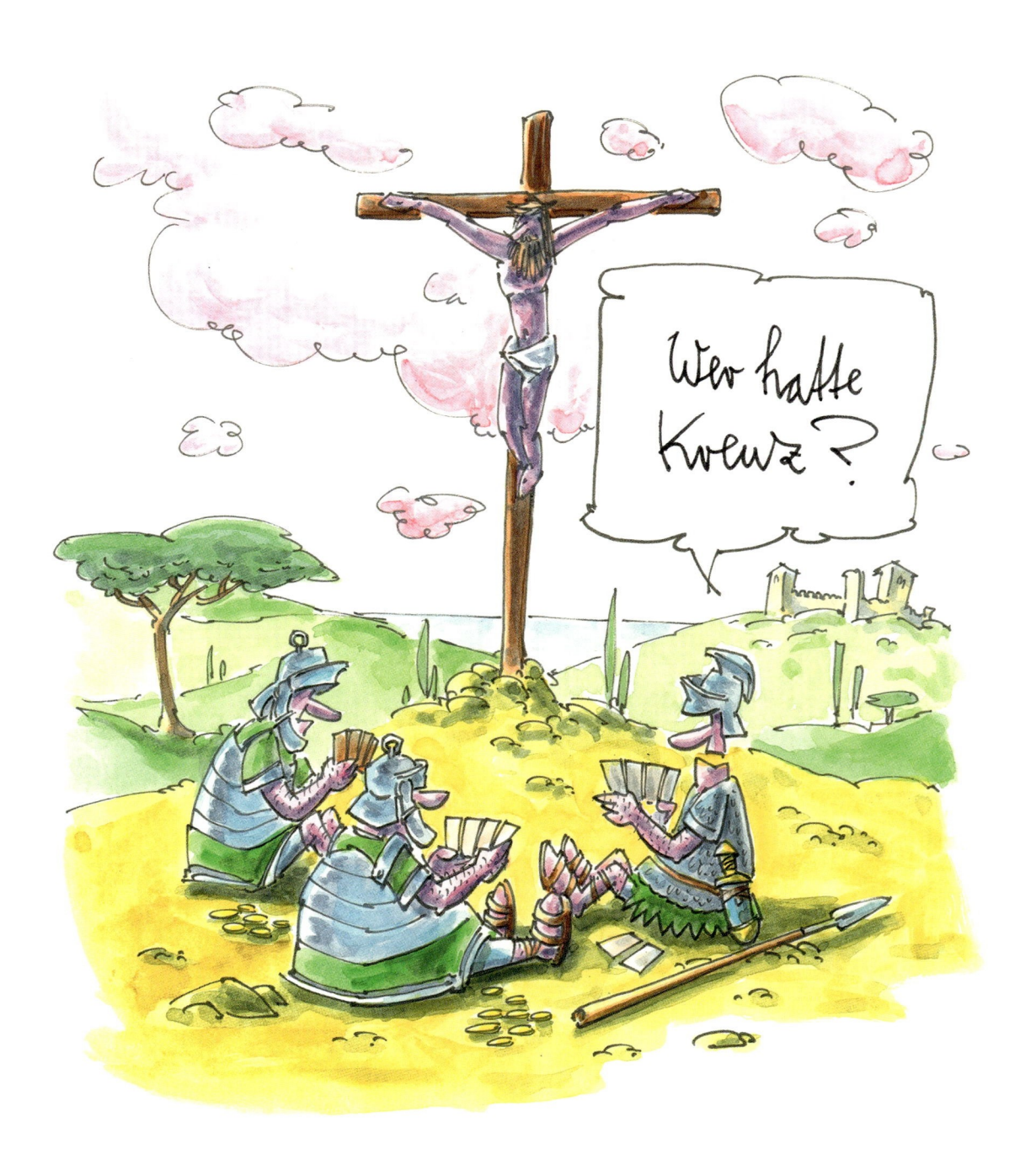

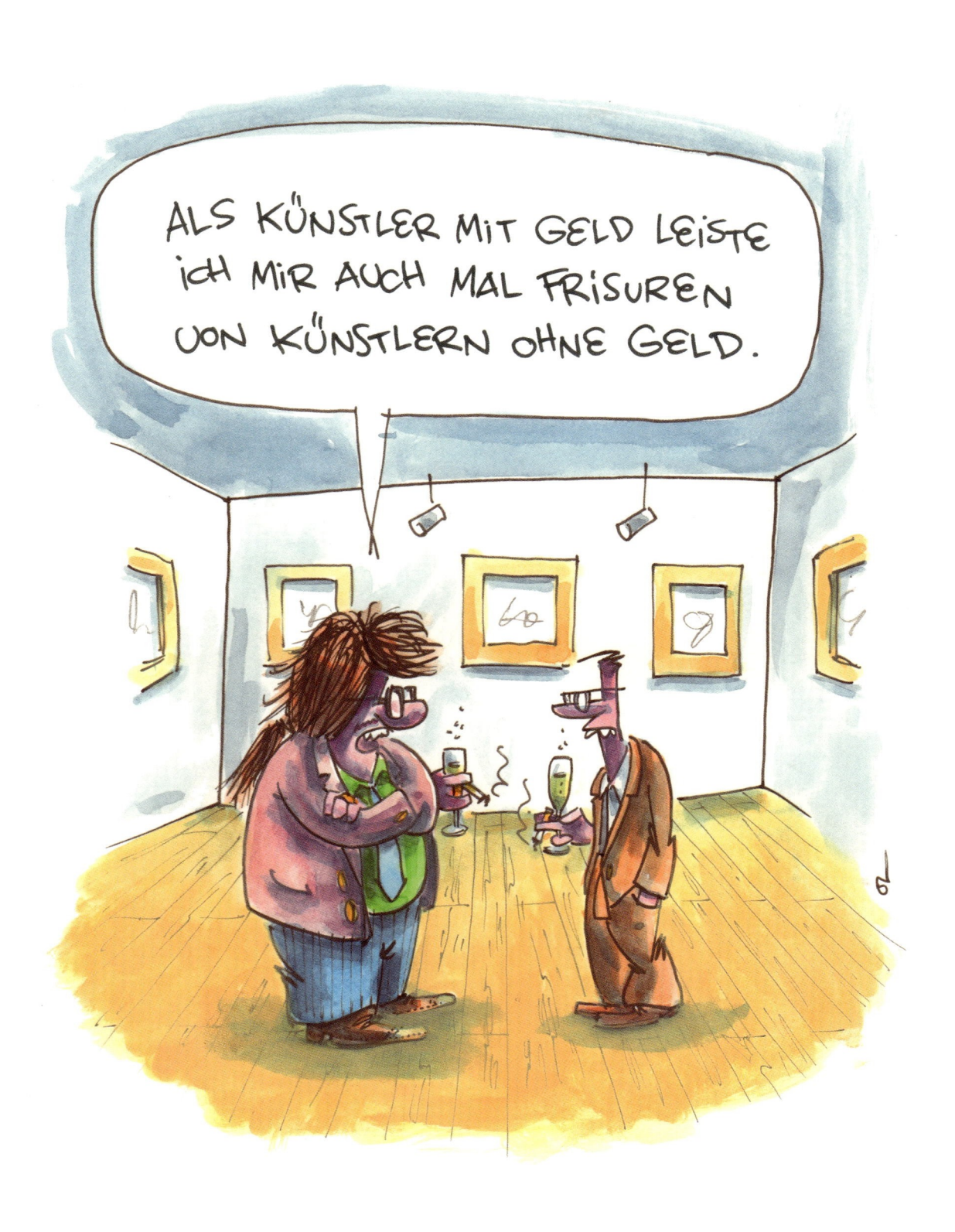

ALS KÜNSTLER MIT GELD LEISTE ICH MIR AUCH MAL FRISUREN VON KÜNSTLERN OHNE GELD.

"HABEN SIE WAS DA ÜBER DEUTSCHE ROMANTIK?"

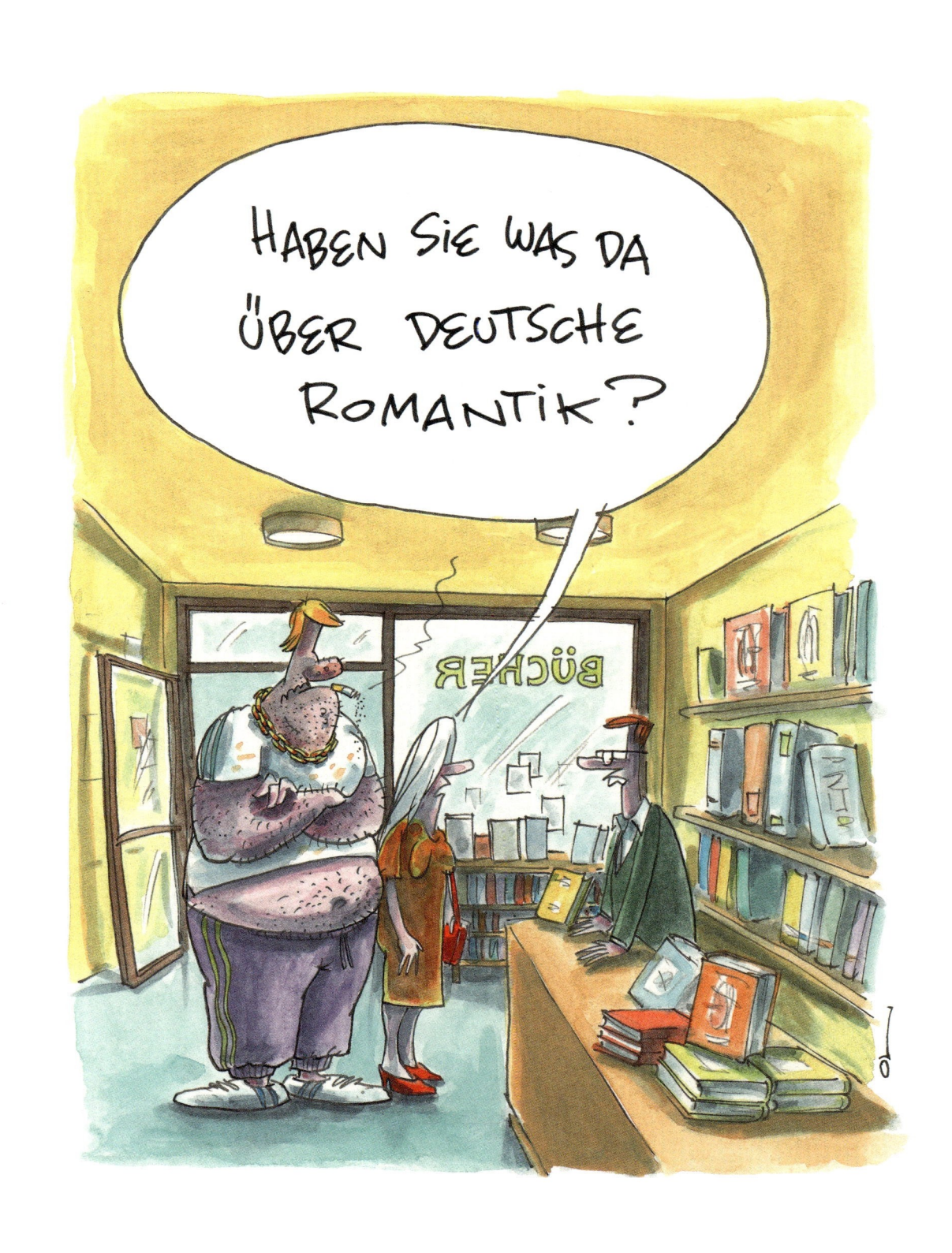

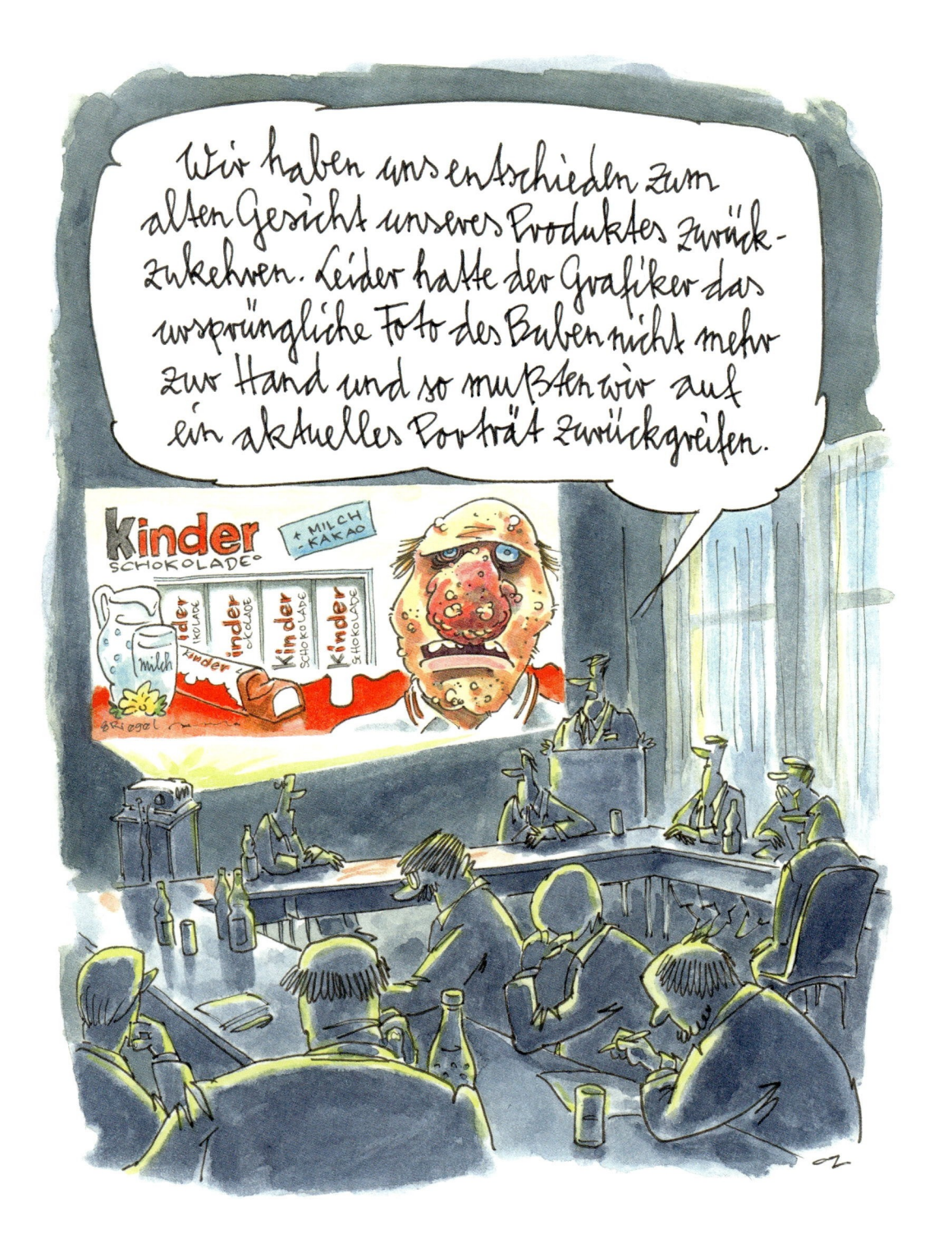

"Wir haben uns entschieden zum alten Gesicht unseres Produktes zurückzukehren. Leider hatte der Grafiker das ursprüngliche Foto des Buben nicht mehr zur Hand und so mußten wir auf ein aktuelles Porträt zurückgreifen."

MEIN LEBEN LANG HABE ICH DARAN GEARBEITET, JEMAND BESONDERES ZU SEIN, UND JETZT, WO ICH ES GESCHAFFT HABE, DENKE ICH, DAS BIN DOCH NICHT ICH.

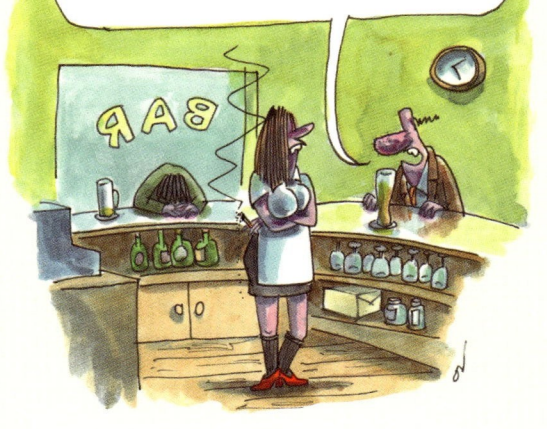

Immer wenn ich Liebeskummer habe, nehme ich total schnell ab. Wenn ich verliebt bin auch. Was halten Sie davon, wenn ich zu Ihnen ziehe und nach sechs Wochen schmeißen Sie mich raus?

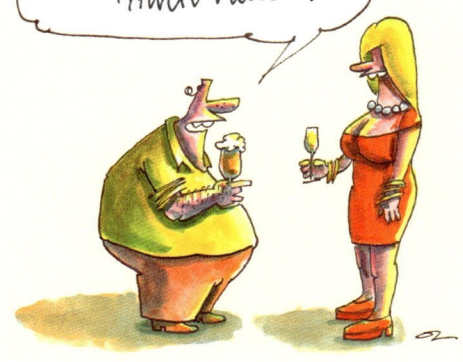

ICH LEB GANZ GERN IN DER VERGANGENHEIT, KANN MICH ABER LEIDER NICHT AN SIE ERINNERN.

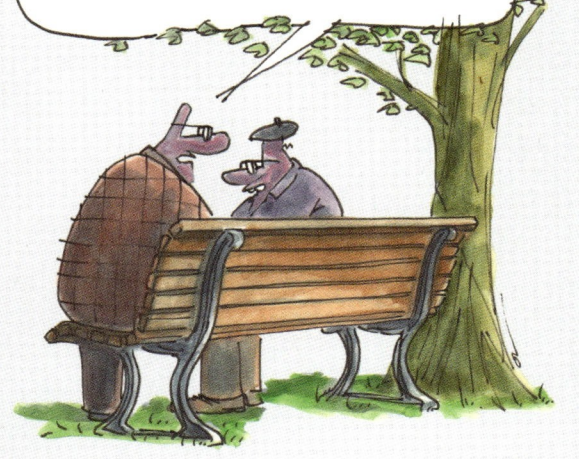

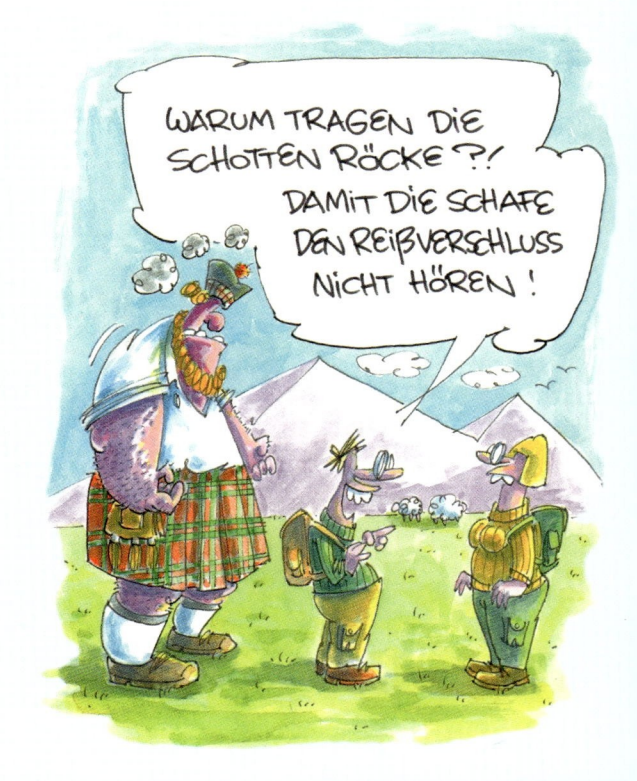

WARUM TRAGEN DIE SCHOTTEN RÖCKE?! DAMIT DIE SCHAFE DEN REIßVERSCHLUSS NICHT HÖREN!

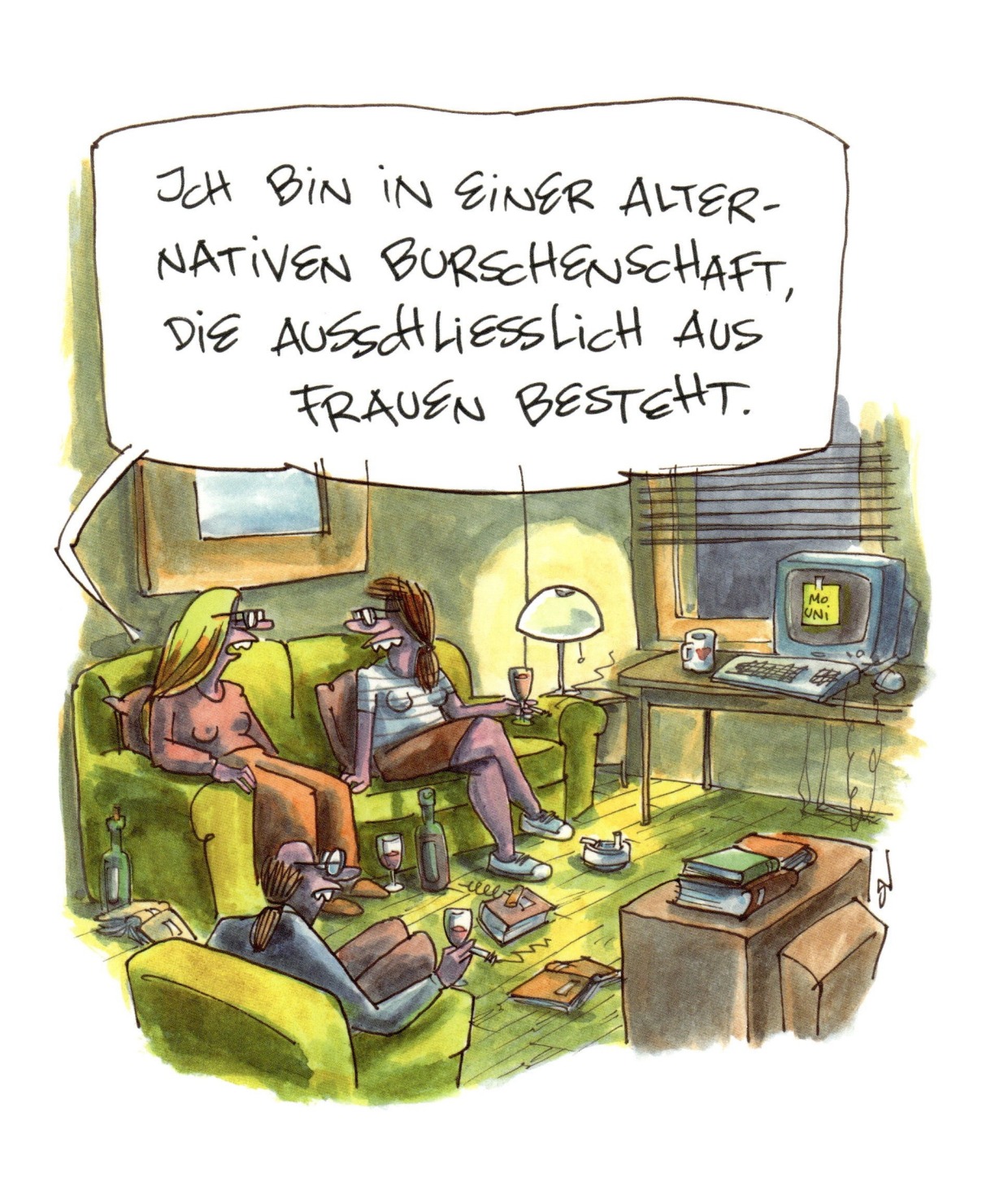

ICH BIN IN EINER ALTERNATIVEN BURSCHENSCHAFT, DIE AUSSCHLIESSLICH AUS FRAUEN BESTEHT.

"UND SETZ DICH HIN BEIM PISSEN!"

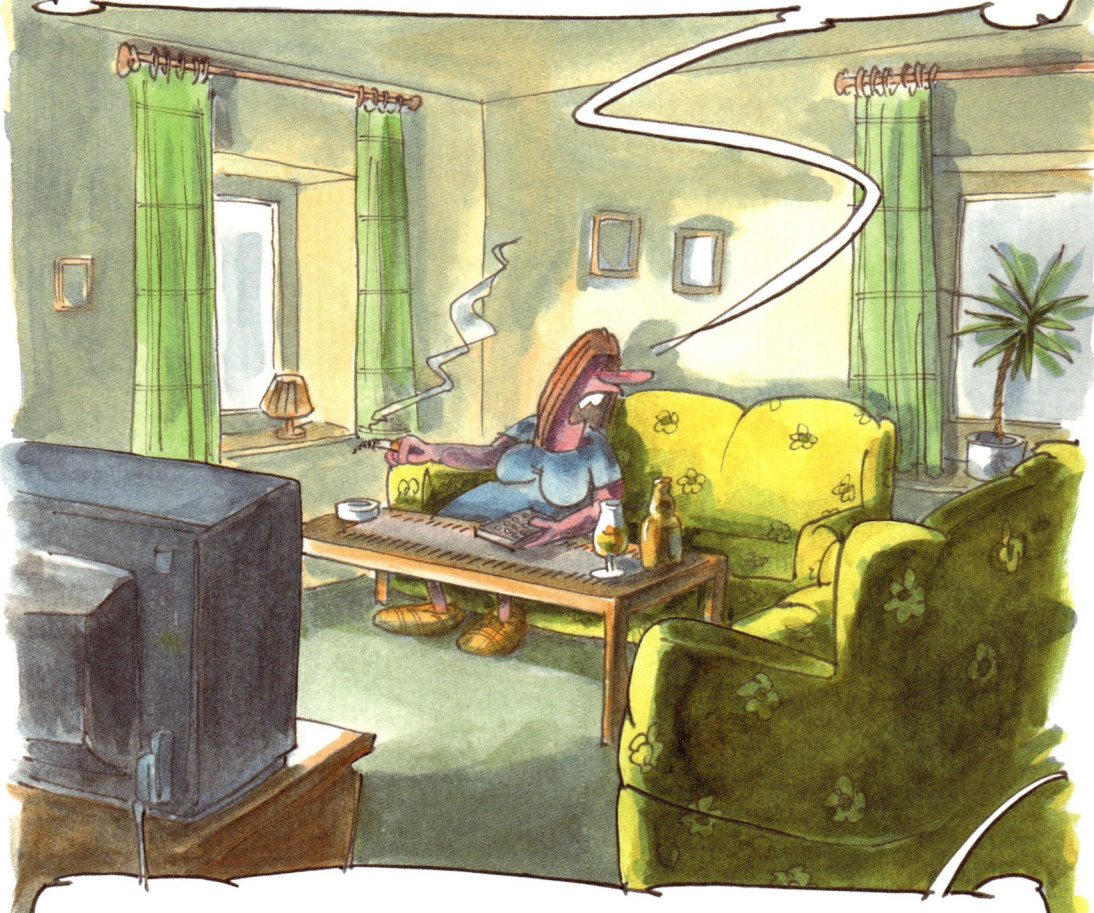

"SOLL ICK DITT WASCHBECKEN ABBRECHEN, ODA WATT?"

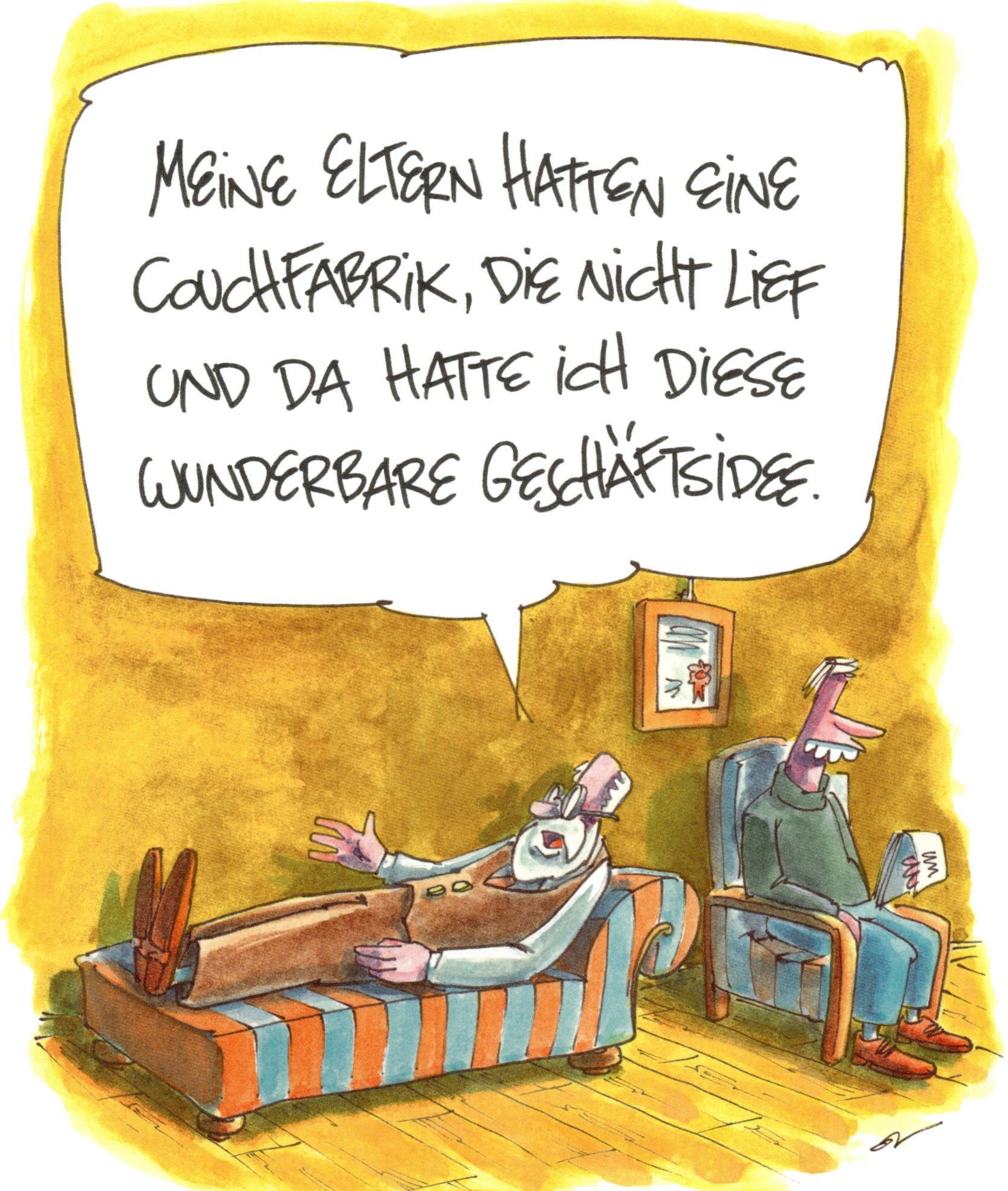
MEINE ELTERN HATTEN EINE COUCHFABRIK, DIE NICHT LIEF UND DA HATTE ICH DIESE WUNDERBARE GESCHÄFTSIDEE.

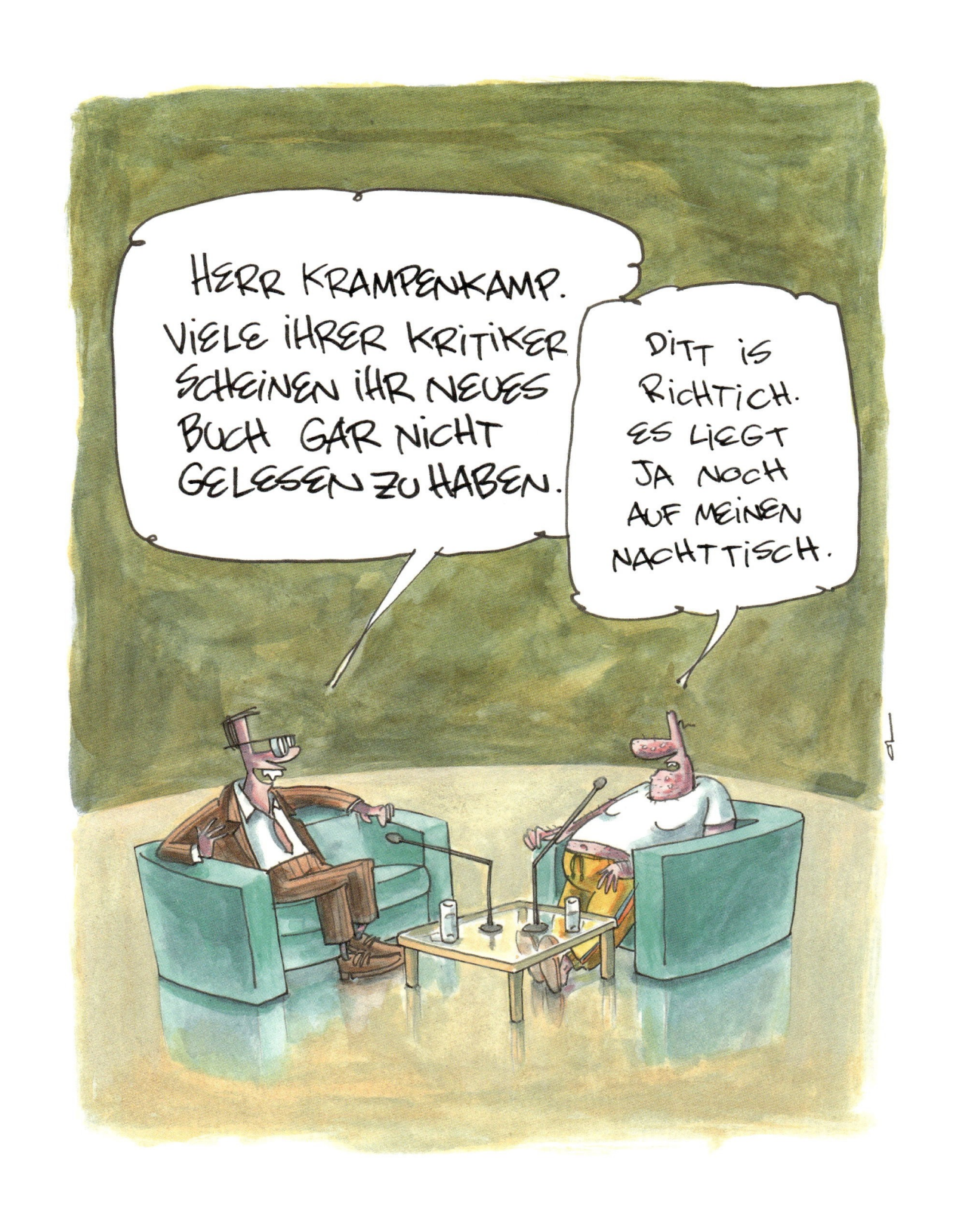

"HERR KRAMPENKAMP. VIELE IHRER KRITIKER SCHEINEN IHR NEUES BUCH GAR NICHT GELESEN ZU HABEN."

"DITT IS RICHTICH. ES LIEGT JA NOCH AUF MEINEN NACHTTISCH."

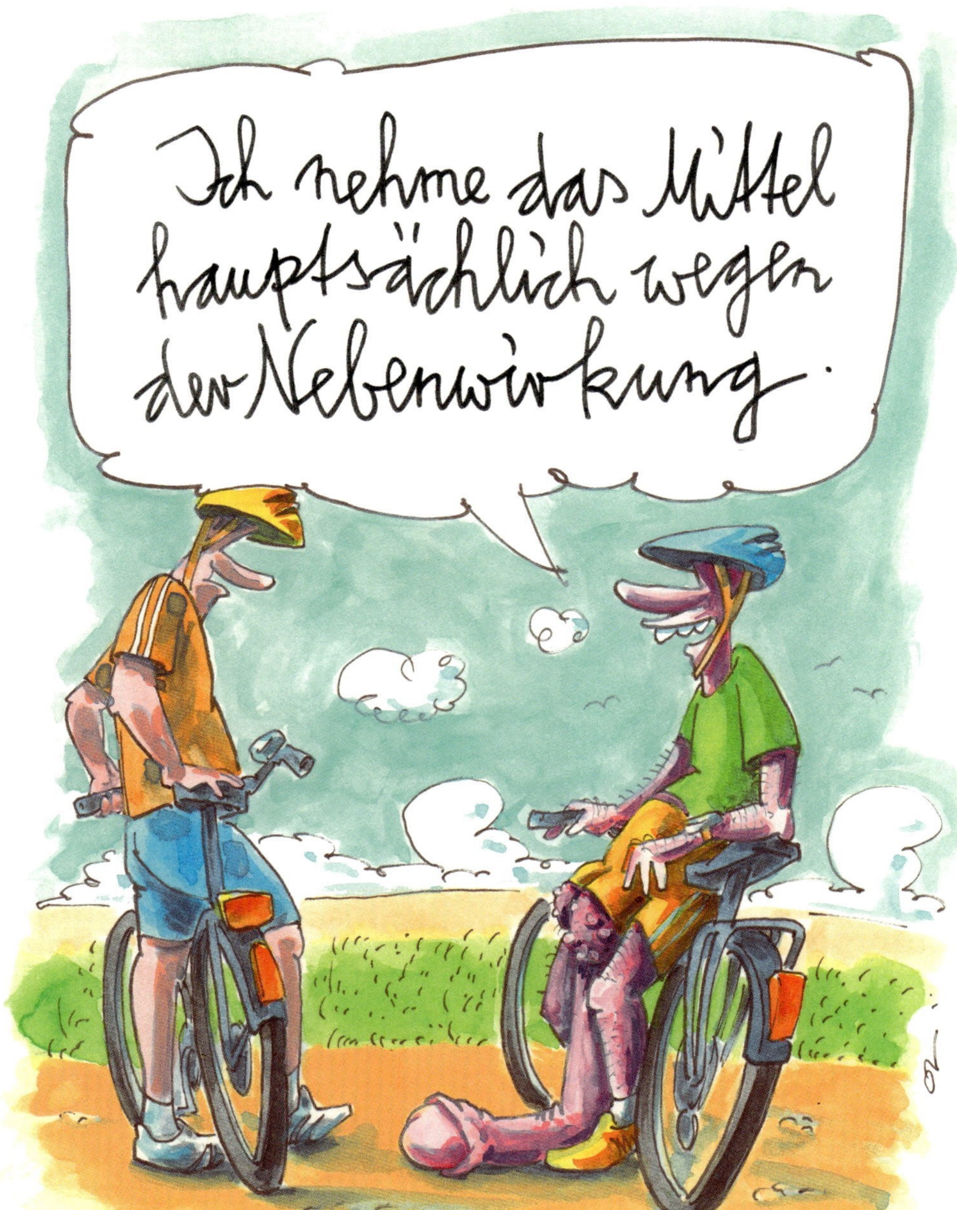
Ich nehme das Mittel hauptsächlich wegen der Nebenwirkung.

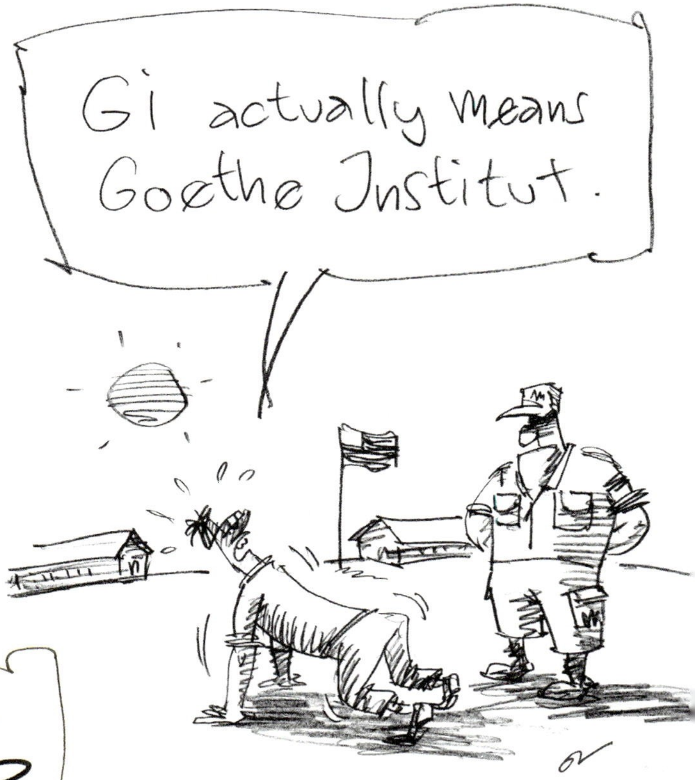
Gi actually means Goethe Institut.

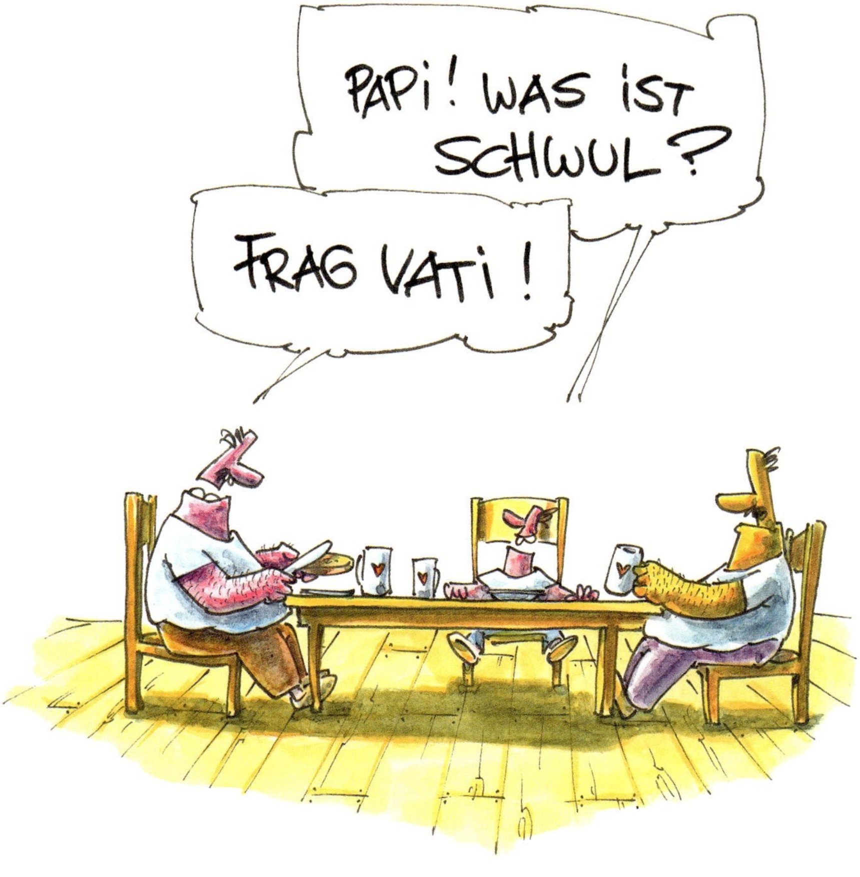
PAPi! WAS iST SCHWUL?
FRAG VATi!

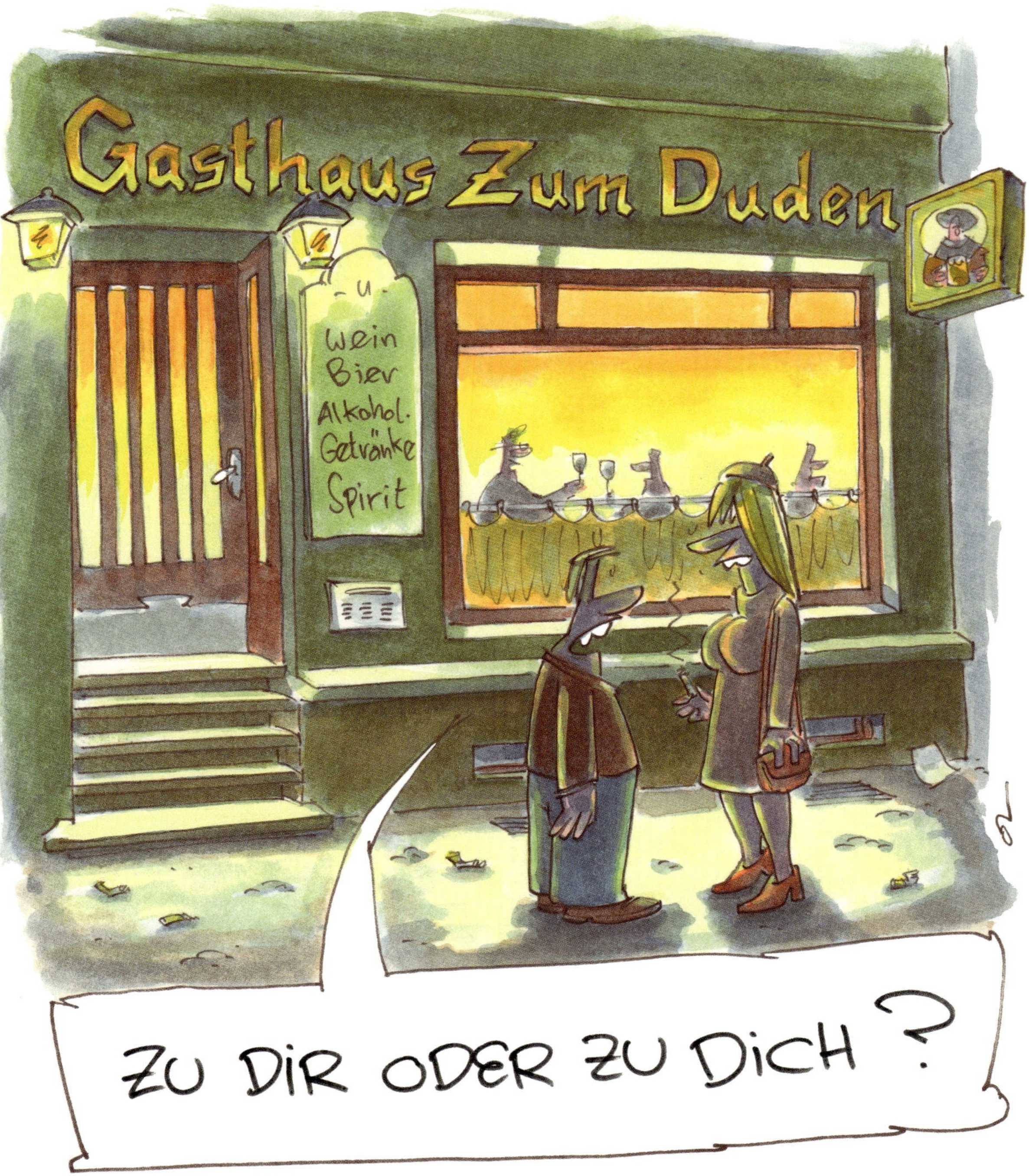
Gasthaus Zum Duden
-u-
Wein
Bier
Alkohol.
Getränke
Spirit
ZU DIR ODER ZU DICH?

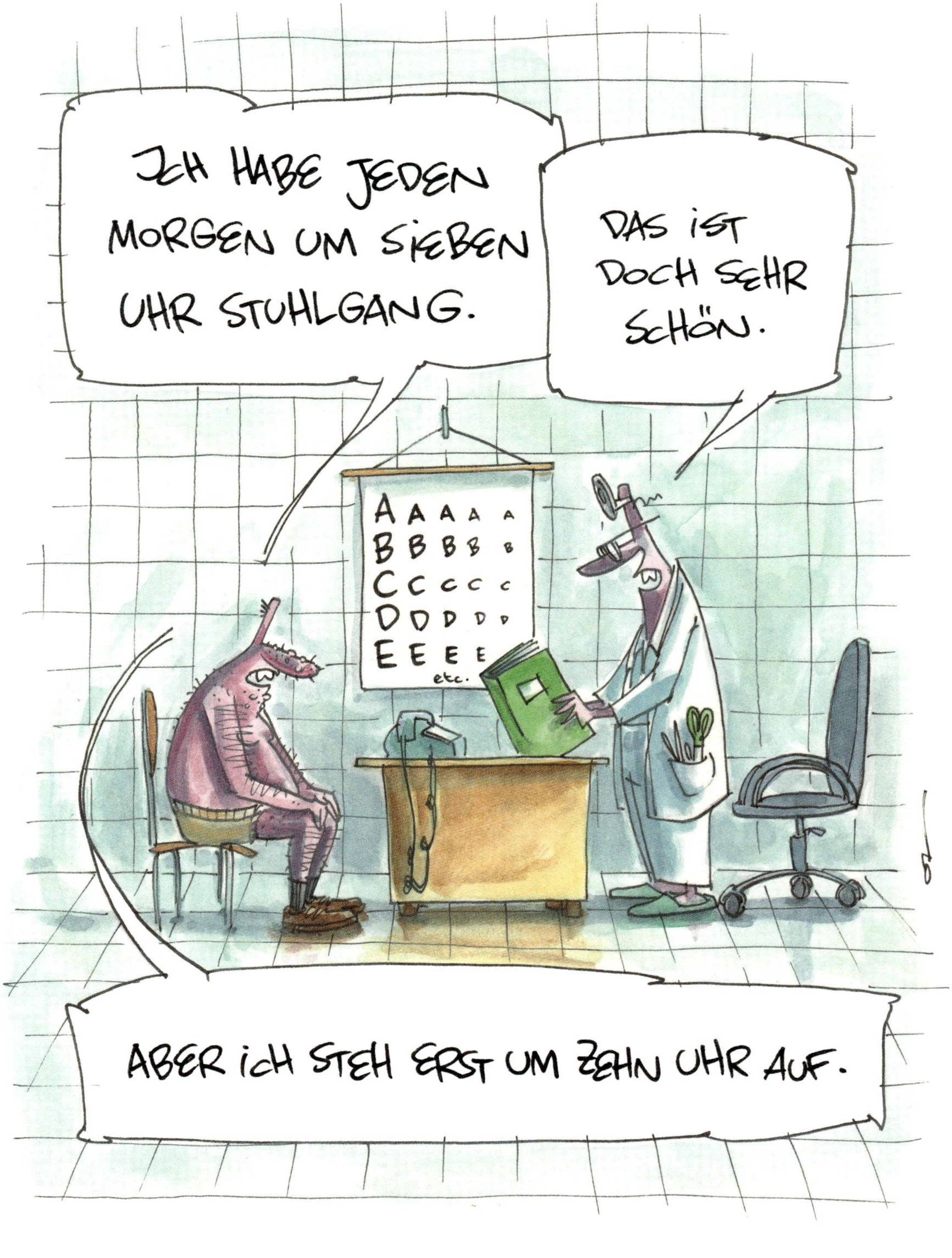
ICH HABE JEDEN MORGEN UM SIEBEN UHR STUHLGANG.
DAS IST DOCH SEHR SCHÖN.
ABER ICH STEH ERST UM ZEHN UHR AUF.

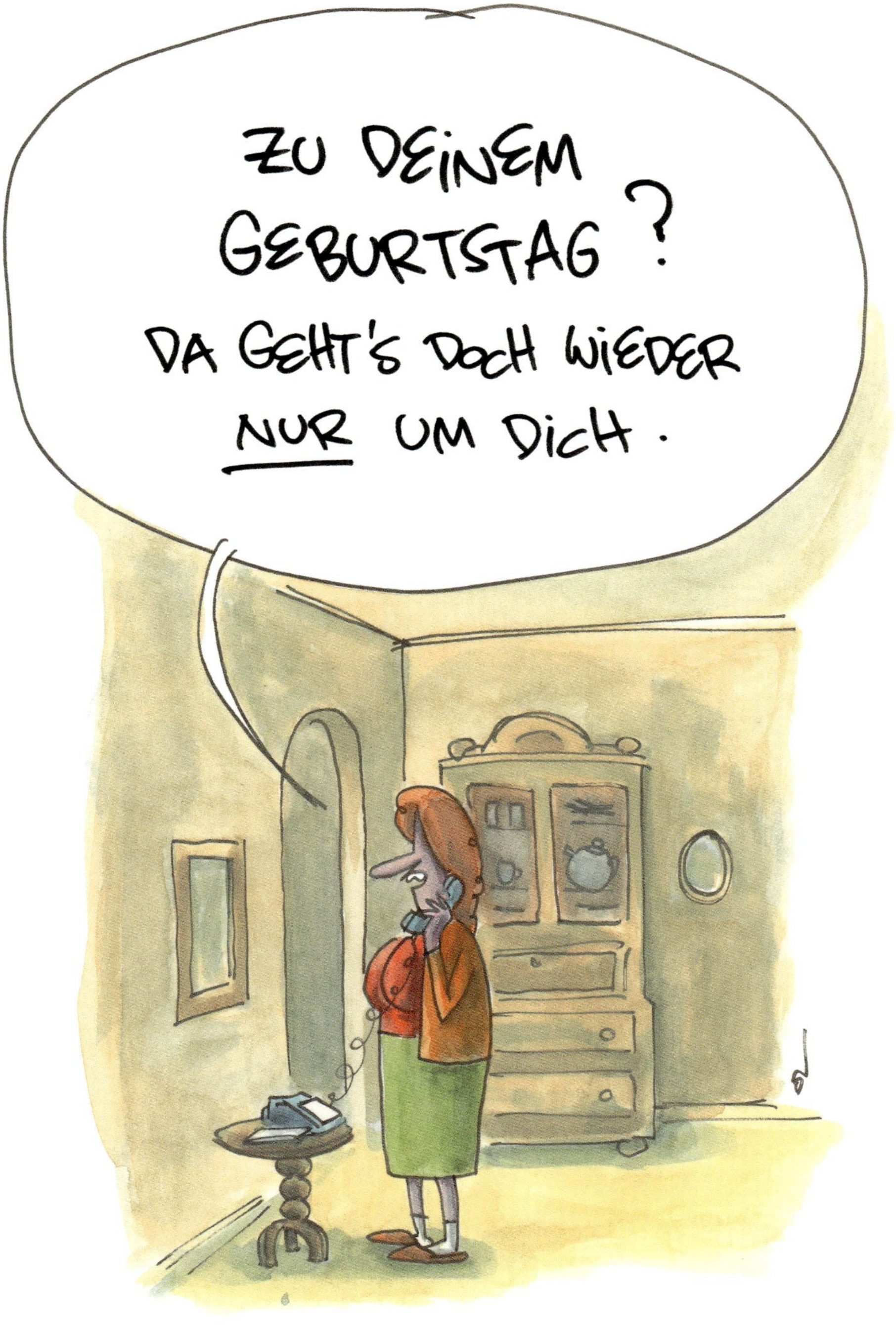
ZU DEINEM GEBURTSTAG? DA GEHT'S DOCH WIEDER NUR UM DICH.

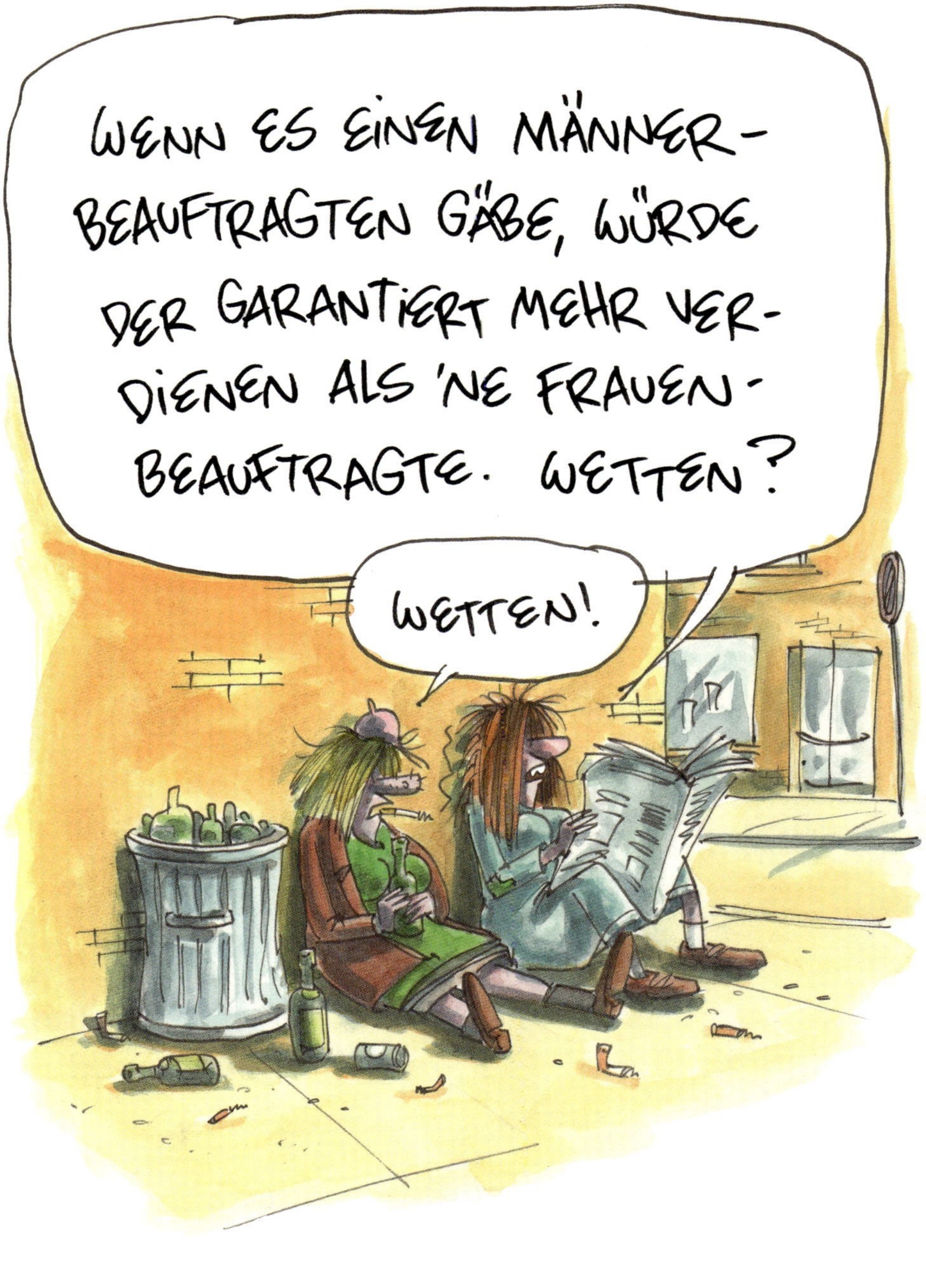
WENN ES EINEN MÄNNER-
BEAUFTRAGTEN GÄBE, WÜRDE
DER GARANTIERT MEHR VER-
DIENEN ALS 'NE FRAUEN-
BEAUFTRAGTE. WETTEN?
WETTEN!

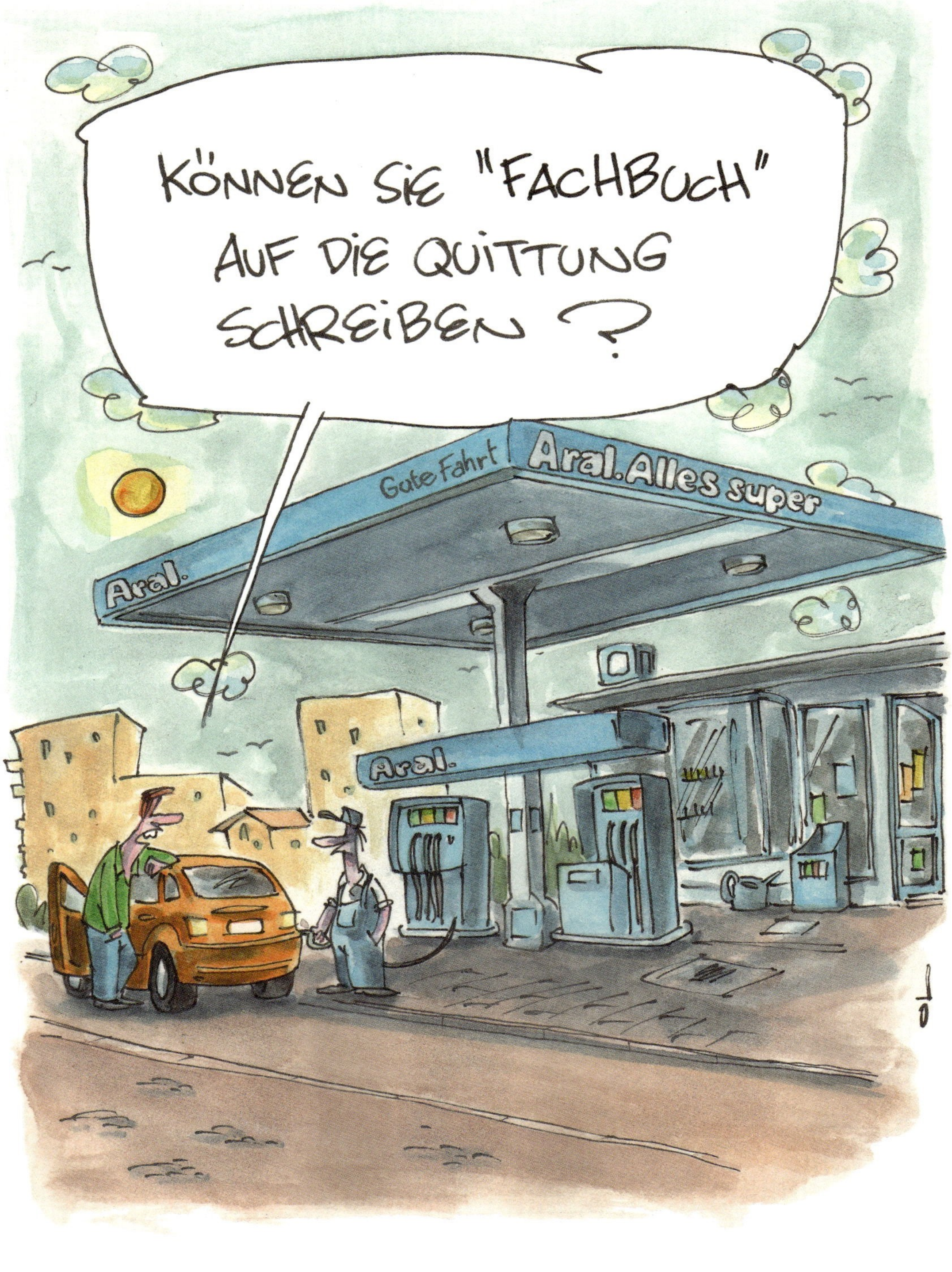
KÖNNEN SIE "FACHBUCH" AUF DIE QUITTUNG SCHREIBEN ?
Gute Fahrt
Aral. Alles super
Aral.
Aral.

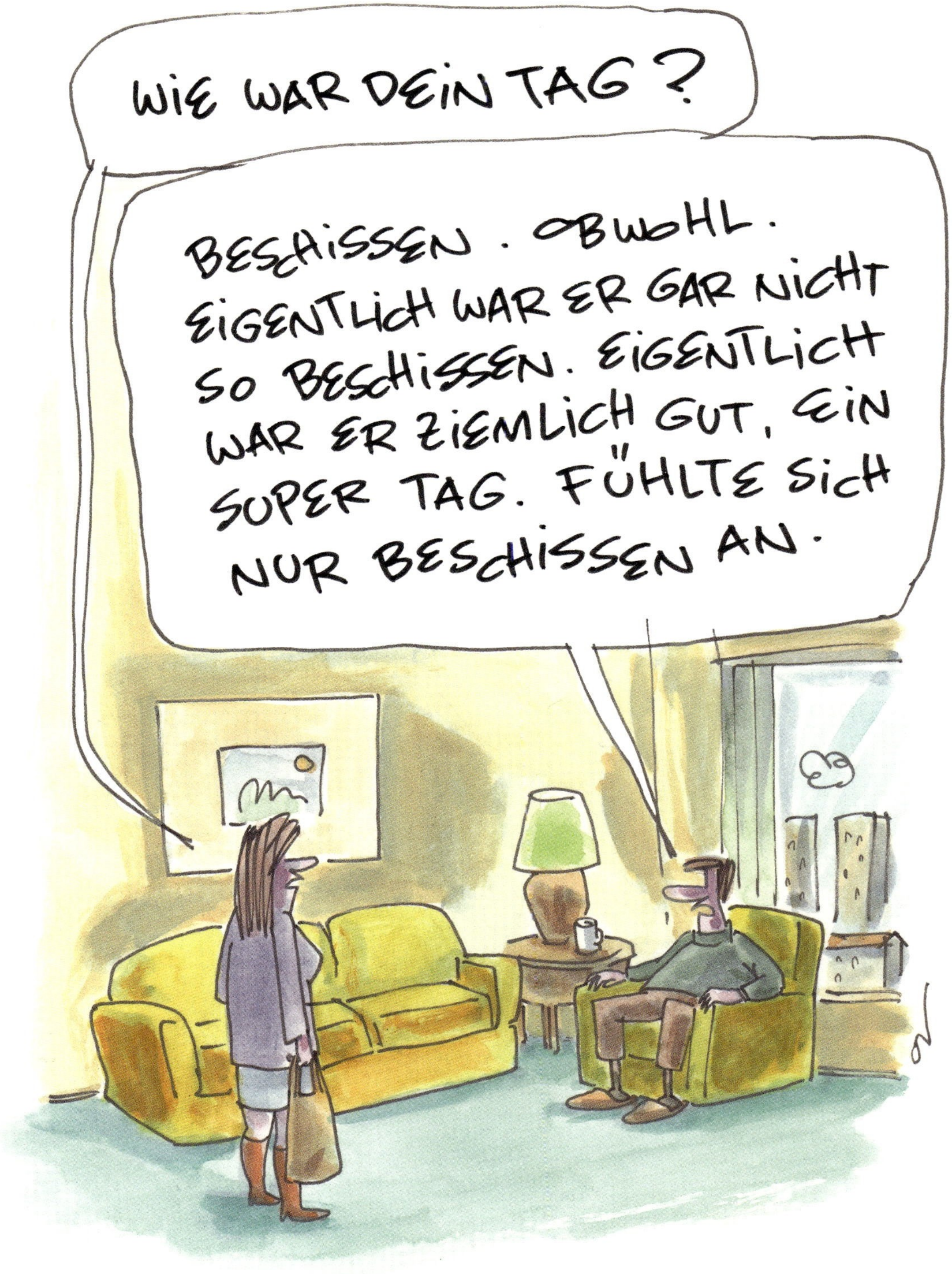
WIE WAR DEIN TAG?
BESCHISSEN. OBWOHL. EIGENTLICH WAR ER GAR NICHT SO BESCHISSEN. EIGENTLICH WAR ER ZIEMLICH GUT, EIN SUPER TAG. FÜHLTE SICH NUR BESCHISSEN AN.

Lappan · Bücher, die Spaß bringen!

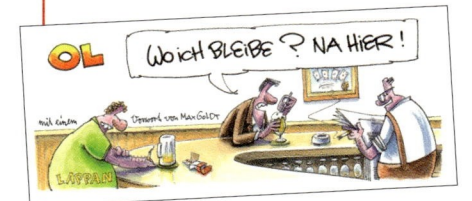

OL
Wo ich bleibe? Na hier!
ISBN 978-3-8303-3165-0

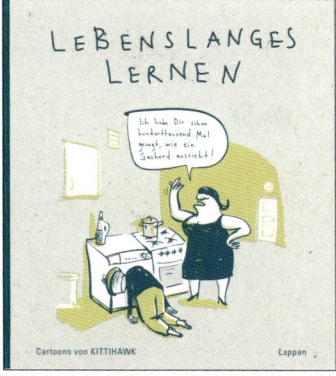

Kitti Hawk
Lebenslanges Lernen
ISBN 978-3-8303-3235-0

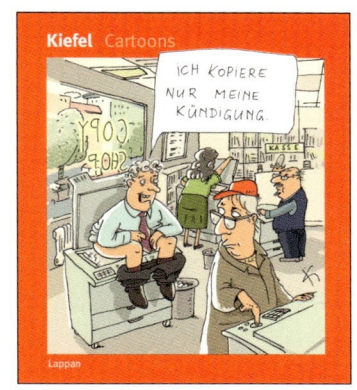

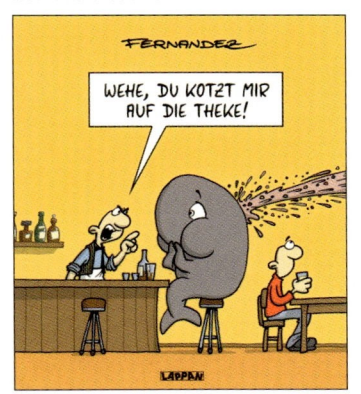

Kiefel
Ich kopiere meine Kündigung
ISBN 978-3-8303-3190-2

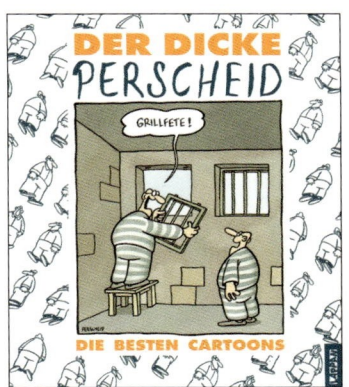

Martin Perscheid
Der dicke Perscheid
ISBN 978-3-8303-3187-2

Til Mette
Meine Welt
ISBN 978-3-8303-3139-1

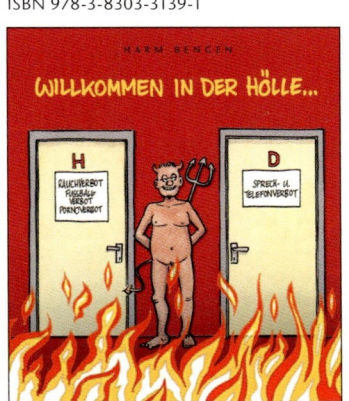

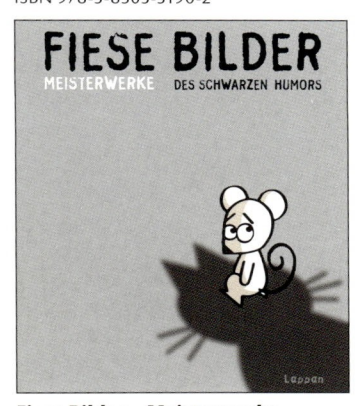

Fiese Bilder – Meisterwerke des schwarzen Humors
ISBN 978-3-8303-3237-4

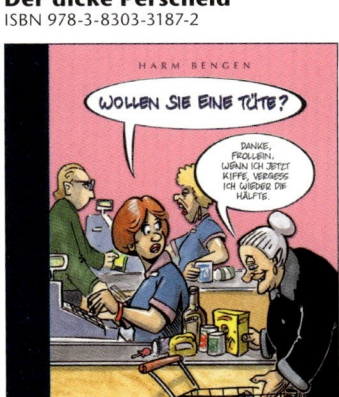

Harm Bengen
Wollen Sie eine Tüte?
ISBN 978-3-8303-3142-1

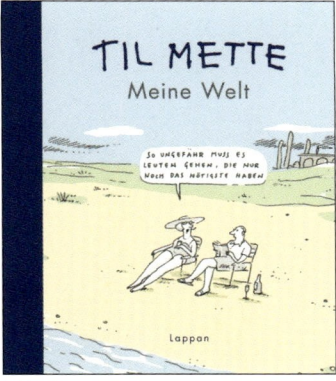

Harm Bengen
Willkommen in der Hölle
ISBN 978-3-8303-3213-8

Fernandez
Wehe, du kotzt mir auf die Theke!
ISBN 978-3-8303-3211-4

www.lappan.de

„Und dann sage ich, warum wundert Ihr Euch, daß das Bier alle ist, Ihr seid doch erwachsene Menschen, Ihr wisst doch, was mit Bier passiert."

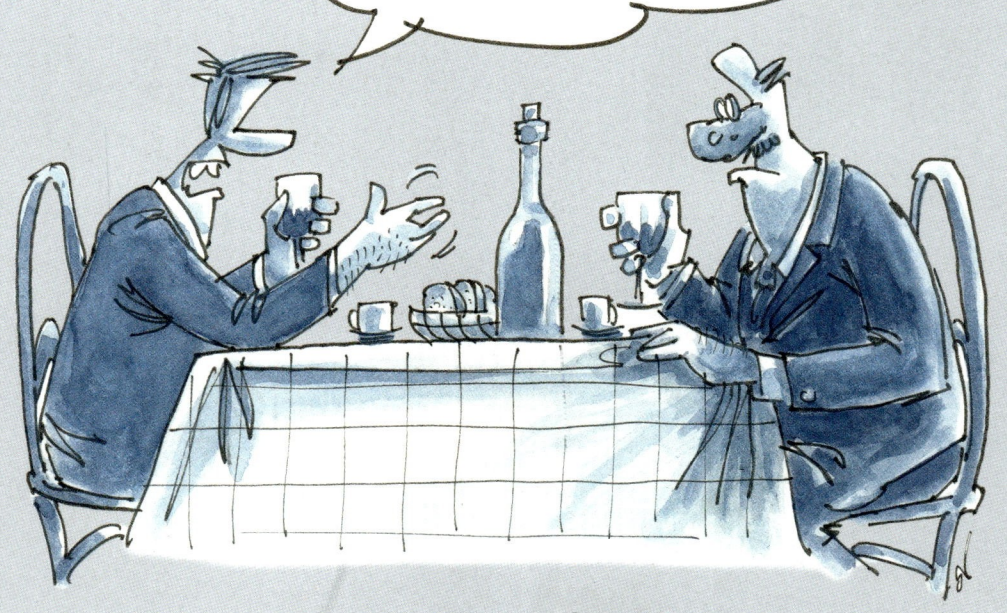